35歳からの栄養セラピー

妊娠体質に変わる食べ方があった！

栄養カウンセラー
定真理子
きたのはら女性クリニック院長
北野原正高

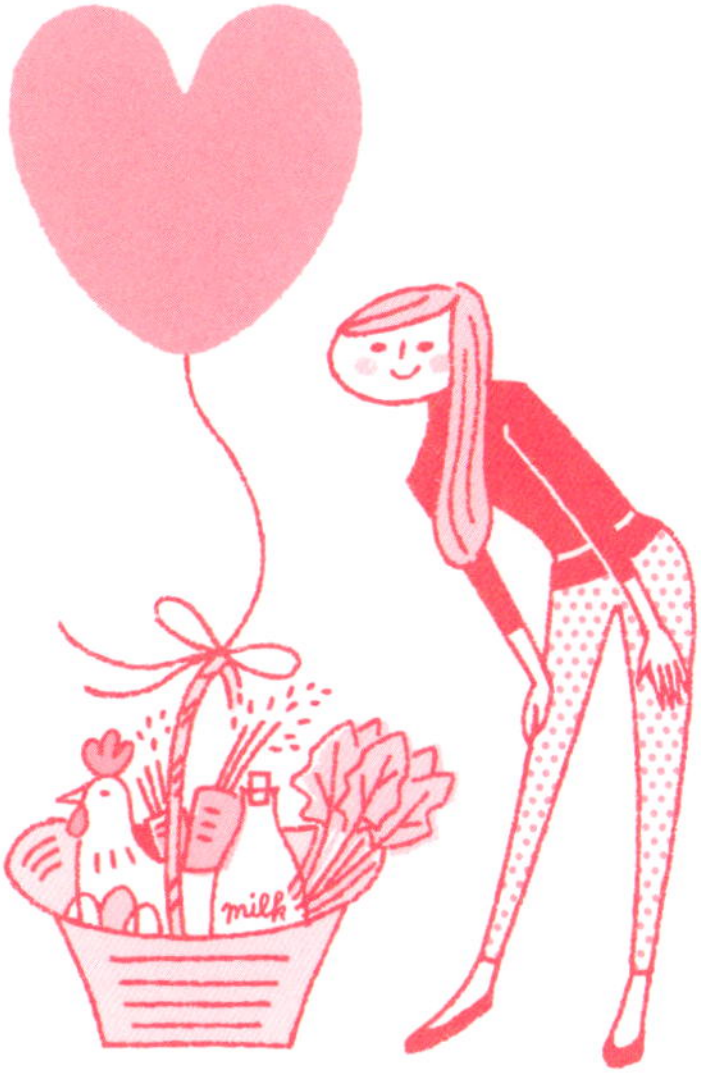

青春出版社

はじめに

赤ちゃんがほしいと思ったとき、あなたはまずどんなことを考えますか？

「毎日基礎体温を測って、排卵日をチェックしよう」

「一度産婦人科で診てもらおうかな」

もちろんそれも大切なのですが、私たちはまずこのようにお話ししています。

「赤ちゃんがほしいと思ったら、食べ方を見直してみてください」

妊娠と食べ方に何の関係があるの？　と不思議に思われるかもしれませんね。けれども実は、大ありなのです。

普段はあまり意識しないかもしれませんが、私たちの体を形づくっているのは、食べ物から得られる〝栄養〟です。そしていうまでもなく、妊娠とは女性が体内に新しい命を宿すことを意味します。当然、そこには栄養が必要です。

もちろん妊娠には、栄養以外の要素もたくさんあります。しかし私たちは、栄養カウンセラーとして、婦人科医として、これまで多くの女性に栄養アドバイスをおこない、２００人以上の女性を妊娠・出産へと導いてきました。

それが、これからお話しする「栄養セラピー」です。

栄養セラピーの実践だけで妊娠したというケースはもちろん、長年不妊治療をしているのに変化がなかった方が、栄養セラピーをはじめたとたん妊娠したというケースもたくさんあります。

また、妊娠前だけでなく、妊娠中から出産後も栄養セラピーを続けることで、快適なマタニティライフや育児ライフを送っているといううれしい声もよく聞きます。このように、食べ物、そして栄養には、ものすごい可能性が秘められているのです。

一方、食事をおろそかにしていると、いくら見た目には健康そうでも、なかなか妊娠できないことがあります。あとで詳しく述べますが、毎月ちゃんと生理がきている、健康診断では問題ない、という方でも、妊娠しにくいことが多々あるのです。

実は、私たちが日々の生活を送るためにとる栄養と、おなかのなかで赤ちゃんを育むために必要な栄養は同じではありません。だからこそ、赤ちゃんに必要な栄養をとって、スタンバイしておくことが大切なのです。

とくに35歳をすぎた女性にとって、栄養は重要です。女性は年齢を重ねるほど妊娠しにくくなっていきますが、栄養セラピーによって妊娠の可能性を高めることができるからです。また、栄養を補うことで卵子の老化をケアできるというメリットもあります。

それだけではありません。出産・育児をする体力的な自信がない方も、しっかり栄養をとっていれば、産前産後を元気に乗りきれるのです。

仕事にプライベートにと忙しい毎日を送っているうちに35歳を過ぎてしまった――そんな方でもまだまだ大丈夫。

今すぐ赤ちゃんがほしいと思っている方、これから産みたいと思っている方は、自分の体に、そして赤ちゃんの体に必要な栄養をとることを意識してみてください。そのときから、あなたは「妊娠体質」に変わりはじめることでしょう。

「妊娠体質」に変わる食べ方があった！●目　次

目　次

2章 いいこといっぱい！　栄養セラピーのヒミツ　67

3章 知っておきたい、ママになるための栄養素

4章　この食べ方で、今日から妊娠体質になる！　133

カバーイラスト●柿崎こうこ
本文イラスト●安田ナオミ
編集協力●樋口由夏
本文DTP●センターメディア

1章

食べ方を変えれば、赤ちゃんがやってくる！

妊娠と栄養の深～い関係

今、この本を手に取ってくださった方の多くは、「赤ちゃんがほしいな」と思いはじめた方なのではないかと思います。まだ本格的に不妊治療をしていない方がほとんどかもしれません。

「妊娠したい」と思いはじめてから1年、2年と経っているのに、なかなか赤ちゃんがやってこない。自分の年齢も上がっていくし、このままのんびりしていてもいいのだろうか――そう思ったときにまず思い浮かべるのは、不妊外来に行って、検査・治療してもらうことなのではないでしょうか。

もちろん、不妊治療は有効な選択肢の一つです。でも、その前にお聞きしたいことがあります。それは、

「あなたは、あなた自身の体のことをどれだけ知っていますか？」

ということ。

妊娠すること自体、まるで当たり前のように思っている方も多いかもしれません。でも妊娠・出産というのは、傍から見ているほど簡単なことではないのです。子宮という女性にしかない臓器のなかで、新しい生命を育み、産み出すのですから。その生命に注ぎ込まれるエネルギーは、計り知れないものがあります。

妊娠したいと考えはじめたら、いざ赤ちゃんがやってきたときのために、最高の環境を用意しておかなければなりません。それには、まず自分自身の体をととのえること、つまり「正しい食べ方で適切な栄養をとること」が大切です。

妊娠してからも、子宮のなかで数㎜だった赤ちゃんが、わずか10カ月間で外界で生きていけるまでに大きく成長するのに必要な栄養は、すべてお母さんの体から提供することになります。だからこそ、これから妊娠・出産を考えている女性すべてに、正しい栄養の知識を身につけておいてほしいのです。

なかには、すでにこんなことに気をつけている方もいるかもしれません。

「野菜中心の食生活は、健康にもダイエットにもいいんでしょう？」

「コレステロールは低ければ低いほどいいのよね」

「大豆は〝畑の肉〟だから、肉の代わりに食べるようにしています」

一見体によさそうなこれらの食生活が、かえってあなたを妊娠から遠ざけているかもしれないといったら、驚かれるでしょうか?

私たちは今まで、栄養カウンセラーとして、婦人科医として、何人もの不妊症の女性を見てきました。高度な不妊治療を受けて、なかなか妊娠せずに、最後に私たちのところにたどり着いたという方もいました。そんな経験のなかでたしかにいえることは、不妊症であったり、赤ちゃんができにくい女性は、必要な栄養素をとっていない傾向があるということです。

食事は、ホルモンバランスとも深くかかわっています。そもそもホルモンの原料は食事からつくられているので、栄養が足りない状態では、ホルモンバランスもくずれ、妊娠はもちろん、月経不順や月経前症候群（ＰＭＳ）になったり、生理がきても無排卵だったりといったことにもなりかねません。

普段、あまり意識することはないかもしれませんが、私たちの体すべて、髪の毛や皮膚・爪などの目に見えるものから、体内の血液や骨にいたるまで、すべて毎日口にしている食べ物からつくられています。

赤ちゃんが宿る子宮も例外ではありません。あなたが赤ちゃんだとしたら、居心地のいいふかふかのベッドと、固いベッド、どっちの部屋に住みたいと思いますか？

もちろんふかふかのベッドのほうがいいですよね。

子宮をふかふかのベッドのような環境にととのえるのも、栄養が深く深くかかわっているのです。

けれどもこれからお母さんになるというのに、この当たり前のことをおろそかにしている女性のなんと多いことでしょう。忙しいから朝食抜き、お昼はコンビニの菓子パンやおにぎりですます……これでは赤ちゃんもなかなかやってきてくれません。

また、食事をする際、そのとき自分が食べたい物、好きな物ばかり選んではいないでしょうか？

空腹を満たすために食べる、好物を食べる──それでは、妊娠するために必要な栄養はとれません。

妊娠を考えたその瞬間から、栄養や食事について考えてみてください。

まずは毎日の食事を見直すことからはじめてみませんか？

35歳から食べ方を変えたほうがいい3つの理由

今は高齢初産が珍しくない時代です。高齢初産とは、日本産科婦人科学会の定義では、35歳以上の初産のことを指しますが、実は学術的に定義されたものではありません。晩婚化に伴い、高齢初産は増えていて、約30年前と比較するとその割合は5倍にもなっています。

たしかに、35歳を過ぎると不妊は増える傾向にあります。ただでさえ、結婚が遅くなることで、妊娠が可能な期間が短縮されているのに加え、卵巣機能が低下したり、性感染症に感染する機会が増えるために、それが不妊につながるケースもあります。特別な疾患やあきらかな原因がないのに、なかなか妊娠できないというケースも多々あります。

栄養は妊娠と深くかかわっていると述べましたが、とくに35歳以上の方には大切です。その理由は3つあります。

1　妊娠の確率を上げられる！

35歳以上のアラフォー女性で妊娠を望んでいる場合、すでに何がしかの不妊治療をおこなっている方も多いと思います。ただ、自然妊娠をしたいと思ったら、やはりリミットは40代前半までです。そのため、40歳前後で不妊治療を続けている場合、原因不明のままなかなか妊娠にいたらず、月日が過ぎていくばかりであせる気持ちが出てきます。

日本での自然妊娠の最高年齢出産は46歳ですが、40代後半での自然妊娠は極めてまれなケースです。ただ、たとえ年齢を重ねていても、特別な原因がなく健康状態が万全であれば、十分に妊娠の可能性はあります。

たとえば、ガス欠で動かなくなった車にガソリンを入れることで走るようになりますよね。これは体調不良の人が適切な食事と必要な栄養素をとることで元気を取り戻すのと同じです。このようにして自分自身の体を最善の状態にもっていくことが大切なのです。

不妊治療でいろいろと試してみたけれど、なかなか妊娠しないという場合、栄養面のバックアップは妊娠の確率を上げることにもつながります。もちろん、まだ具体的に不妊治療まではしていないという方にも同じことがいえます。

2 母体のアンチエイジング効果がある！

母体の年齢が上がるということは、卵子も年をとっていくということです。男性の精子が毎日つくられるのに対して、卵子は本人が胎内にいる時期から卵巣内でつくられ、はじめての排卵（初潮）を経て、妊娠するまで休むことなく毎月排卵されます。さまざまな老化現象が起こるのと同様に、卵子も老化します。

「活性酸素」という言葉を聞いたことがありませんか？　活性酸素とは、本来、細菌やウイルスから体を守るために白血球がつくり出す物質です。ところがこの活性酸素によって細胞がサビる（＝酸化する）と、次々とまわりの細胞をサビつかせていき、ダメージを与えてしまうのです。つまり、卵子も酸化ストレスにさらされ、サビついてしまうということです。

それに加え、加齢により卵胞期（月経開始から排卵までの卵の成熟期間）が短くなることもあり、十分に成熟しないまま排卵してしまうケースもあります。つまり卵子の質が低下してしまうのです。

卵子の質が低下すれば、当然妊娠しにくくなります。不妊治療による体外受精での採卵の際、加齢によって採卵数が減少する傾向もあるようです。

ただし、採卵後の受精率は若年層と変わらないといううれしいデータもあります。要するに、年齢が上がっていても、「状態のいい卵子」があれば妊娠率はアップするといえるのではないでしょうか。

卵子が時間とともに老化するのはある程度避けられないことですが、これも適切な栄養素をとることで、ある程度防ぐことが可能になります。食事を見直すことで、目には見えない細胞レベルから若返ることができるのです。

3 産前産後も元気に乗りきれる！

35歳前後の女性が妊娠をためらう理由に、「体力に自信がない」「生まれてからの育児が大変そうだから」というものがあります。しかしこれも、今の食生活を改め、栄養をきちんととることで解消されます。

妊娠したら、つわりや貧血、腰痛などの不快症状があって、出産では痛みに耐えて、産後はフラフラ……というマイナスイメージを持たれているとしたら、今すぐそのイメージを払拭してください。きちんと栄養をとっている妊婦さんは、つわりもほとんどなく、妊娠生活を元気に快適に過ごしています。妊婦さんに体力があるので出産も比較的楽にすみ、産後の体調がいいので、母乳もたくさん出て、育児も楽しめるようです。これは私（定）自身の経験も含め、実際の患者さんのケースで実証済みです。

35歳前後で妊娠を考えている方の多くは、仕事をしながら妊娠・出産・育児を経験することになると思いますが、きちんと栄養をとっていると体力も維持できます。栄養は、ワーキングマザーの心強い味方なのです。

いくら若くても、栄養面がボロボロでは、妊娠生活はつらいものになります。食べ方を見直すだけで、年齢に関係なく、産前産後を快適に乗りきれるのです。

不妊の原因は「食べない」ダイエットだった!?

栄養カウンセラーになって25年、たくさんの不妊に悩む女性患者さんの相談にのってきた私（定）が今、女性にいちばんいいたいのは、

「自分の体を大切にしてほしい」

ということ。これは20代前半の頃の、私の苦い経験から痛感していることです。

その頃の私は、とにかくやせたくて、ダイエットをしていました。それも「○○ダイエット」などの類ではなく、「食べない」「食べる量を減らす」ダイエットです。こんにゃくかサラダしか食べない毎日。そのかいあってか、体重は減りました。いちばん少ないときでは40kgを切ったと記憶しています。

もちろん、私は「やせられた！」と喜んでいました。今思えば愚かなことです。その結果、何が起こったでしょう。そう、生理が止まってしまったのです。

おまけにそれまでずっと悩まされていたニキビもよくなるどころか悪化。肌は荒れ、

体調も悪くなるなど、それはひどい状態でした。生理が年に数回程度しかこない状態にもかかわらず、「生理が少なくて楽だわ!」と思っていたくらい無知でした。

でもそのうち、そんなのん気なことはいっていられなくなりました。その頃はもう結婚していたのですが、なかなか赤ちゃんができないのです。婦人科で診察を受けてみると、なんと「無排卵月経」でした。つまり、排卵が起きていなかったのです。長い間のいい加減な食事と、ひどい栄養状態が原因なのはあきらかでした。

今でもダイエットは女性の最大の関心事の一つでしょう。もちろん私も、美しくやせたい気持ちはわかります。でも間違ったダイエットを続けて、将来妊娠のできない体になってしまっては、元も子もありません。

こういったところで、まだ実感がないという方がほとんどでしょう。しかし、私は自分の経験と、栄養学の知識から断言します。

「間違ったダイエットは、かえってあなたを美しさから遠ざけます!」

ダイエットをして体重は落ちても、顔色が悪く、不健康で疲れやすい、爪や髪はボロボロ、おまけに肌もガサガサ――やせてもこんな状態になってしまっていたとしたら、あきらかに栄養不足。それは間違ったダイエットだったのです。

お母さんですらそんな状態なのだとしたら、赤ちゃんまで栄養が届くわけがありません。将来お母さんになる若い人には、どうか、今から正しい食事と栄養の知識を身につけてほしいと願っています。

さて、話を20代の頃の私に戻しましょう。

その頃の私は「不妊」「肥満」「ニキビ」の三重苦に悩まされ、間違った方法で一喜一憂している日々でした。そのまま年をとっていたら……と思うとゾッとします。

そんなとき、ニキビの治療でお世話になっていた皮膚科の先生の紹介で、栄養セラピーとめぐり会うことができたのです。このとき、私の師匠である金子雅俊先生との出会いがありました。今思えば、これは本当にラッキーなことでした。

そうして栄養セラピーは、私の体だけでなく、運命も変えていったのです。

栄養セラピーだけで妊娠できた私の話

さっそく栄養セラピーのカウンセリングを受けたところ、ひどい栄養欠損であることがわかりました。それまでの食生活を振り返れば、当たり前のことです。そのとき金子先生から、不妊症はもちろん、長年悩んでいたニキビも改善できるかもしれないと聞いて、まじめに取り組むことにしました。

「栄養セラピーで不妊症とニキビが治る」といわれても、ピンとこない方も多いでしょう。栄養セラピーは正しくは栄養療法といいますが、ひとことでいうと、適切な食べ物（栄養素）を体内に供給することで細胞を生まれ変わらせようとするもの。これは「分子整合栄養療法（オーソモレキュラー療法）」という学問体系に基づいています（詳しくは2章で解説）。

私たちの体は、食べる物によってつくられ、食べ物によって生命を維持しています。その体をより健康なものにするために、必要な栄養素を取り入れて、細胞レベルから元気になりましょう、というのが、栄養セラピーの基本的な考え方です。

具体的な方法としては、正しい食事をしたうえで、必要な栄養素をとっていくわけですが、必要な栄養はその種類や量も人それぞれ違います。自分の栄養状態を知るには、詳しい血液検査をして詳細なデータを取る必要があります。

不足している栄養がわかったら、今度はそれを補っていきます。方法としては、食事療法とサプリメントの摂取となります。

栄養をとる際は、「AさんもBさんもビタミンCを1日〇g摂取する」ということはありません。栄養セラピーは、いってみればオーダーメードの療法ですから、その方に適切な栄養を、適切な量で摂取することになります。

ちなみに私がその頃栄養セラピーでとっていたのは、プロテイン（たんぱく質）とビタミンA、C、B群、E、カルシウムなどでした。それぞれの効能については後述するとして、栄養セラピーをはじめてからまず実感したのは、朝の目覚めのよさでした。それまでは朝起きると1時間近くコーヒーを飲みながらボーッとして、なかなかエンジンがかからず、「低血圧だから仕方ない」と言い訳をしていました。そんな私がすっきり起きられるようになったのです。

そして顔中いっぱいにできていたニキビも、できてもすぐ引っ込むようになり、そのうちできなくなりました。3年ほど経った頃には、ニキビ跡さえきれいになってきたのです。朝洗顔をするとき、ざらっとした感触だったのが、すべすべしてきたのを感じるようになりました。

おまけに太らなくなったので、みんなから「きれいになったね！」といわれてうれしかったのを覚えています。

生理の周期も、31日くらいになってきました。生理が毎月くるようになったこと自体が驚きでした。

あるとき、生理が2、3カ月こないときがありました。それまではそれが当たり前だったので、いつものことだと思っていました。ところが、産婦人科に行くと、なんと妊娠が判明！　33歳のときのことです。

念願の長女の妊娠。結婚から9年経っていましたから、本当に「待望の」妊娠でした。5年後には長男も妊娠することになるのですが、とにかく妊娠前から妊娠中までずっと、栄養セラピーを続けていたことの効果はあきらかでした。

私の妊娠生活は快適そのものでした。つわりもほとんどなく、妊娠中に多く見られる貧血や、だるいといったこともありませんでした。仕事もギリギリまでして、無事出産。これもすべて、栄養セラピーを続けていたおかげです。

また産後も楽で、お母さんの体の回復も早いのが栄養セラピーの特徴。赤ちゃんにとって大切な母乳もよく出ます。子どもも育てやすいので、私にとって、育児は苦しいどころかとても楽しい経験でした。

栄養セラピーを続けてきた私の2人の子どもは「ビタミンベビー」として生まれてきました。ビタミンベビーとは、妊娠前から栄養をとり、妊娠中も栄養を適量摂取し続けて生まれる赤ちゃんのことをいいます。

ビタミンベビーで生まれると、ママにも赤ちゃんにとっても、いいことだらけなのです。これは、実際に私がカウンセリングをして無事出産をしたお子さんの様子も見ていますから、自信を持っていえます。

このビタミンベビーのすばらしさについては、2章で詳しくお話ししましょう。

婦人科系の悩みがなくなり、赤ちゃんもできた！

私（北野原）のクリニックでは、３年前から栄養療法を取り入れています。クリニックには仕事を忙しくしている30代の女性がたくさん相談にこられるのですが、月経不順であるにしろ不妊であるにしろ、やはり栄養不足の女性がとても多いと感じています。

しかしそんな方でも、栄養セラピーを実践するだけで、本格的な不妊治療をしなくても妊娠にいたることがよくあるのです。

無排卵月経のＡさんは、その典型的なケースです。彼女は食がとても細かったので「たくさん食べてください」と指導しました。すると、パンやご飯、麺類などの炭水化物だけを増やそうとするのです。そこで、目標体重を提示したうえで、たんぱく質をとるように指導しました。

身長から見た体重の割合を示す指数に、ＢＭＩ（ボディ・マス・インデックス）指数があります。ＢＭＩ指数が22前後のときに成人病などのリスクがもっとも低くなるといわれ、これが標準体重と呼ばれています。Ａさんの場合、17未満だったのが、この食事指導により17・5を超えました。

この17・5というのは一つのボーダーラインで、ＢＭＩ指数が17・5以上になると、排卵が再開するケースが多いのです。Ａさんも排卵するようになり、生理も毎月くるようになりました。不妊治療目的で通っていたわけではなかったのですが、その後Ａさんからは、妊娠したといううれしい報告をいただきました。

このように、やせすぎによる典型的な栄養欠損で月経不順になるというのは、非常によくあることです。まだ妊娠の予定のない若いときにダイエットなどでやせすぎてしまって無排卵になると、その後、いざ妊娠したいと思っても妊娠しにくかったり、妊娠するまでに時間がかかることが多いのです。これは低たんぱく、低栄養が無排卵に影響しているといえます。

低栄養状態を改善することで、排卵する確率が高くなりますので、排卵しにくい方で妊娠を希望している場合は、一刻も早く、正しい食事で十分な栄養をとる必要があります。

もう一つは子宮内膜症だったBさんのケース。子宮内膜症とは、生理を起こす子宮内膜の組織が子宮のなかではないところで発生して増殖する病気で、激しい生理痛を伴い、不妊の原因にもなります。

子宮内膜症の原因の一つには、晩婚化があげられます。妊娠すれば月経は止まりますが、それがないために、一人の女性が経験する月経の回数が増えることが一因といわれており、30代後半の女性にも非常に増えてきています。生理がないときには内膜症の進行が止まるため、婦人科の治療としては薬で一時的に月経を止めてしまう偽閉《ぎへい》経《けい》療法をおこなうことがあります。Bさんには、それに加え栄養指導もしてみました。

食生活を聞いたところ、洋食がメインとのこと。油をよく使い、高脂肪食で、ケーキなどの甘い物もかなり食べていることがわかりました。そこでBさんには、洋食からなるべく和食に切り替え、さらにたんぱく質を積極的にとるよう指導しました。

Bさんは治療により生理痛が改善しました。偽閉経療法は通常6カ月程度です。その後症状が再燃してくることが多いのですが、Bさんにはそれがなく、症状が改善されたままの状態が2、3年続いた後、妊娠もされたのです。食事の改善で妊娠された好例といえるでしょう。

女性の8割は潜在的な栄養不足です

今まで何度か出てきた「栄養欠損」という言葉。「栄養不足」とほぼ同義なのですが、少し聞きなれない言葉かもしれません。ここで少しご説明しましょう。

おそらくみなさんは、スーパーやデパートに食べ物があふれているこの飽食の時代に「栄養が足りていないわけがない」と思うことでしょう。

でも栄養セラピーでいうところの「栄養欠損」は意味が違います。食べ物があふれ、毎日好きなものを好きなだけ食べている人こそが、栄養欠損なのです。つまり、オーバーしているのは〝カロリー〟だけであり、〝栄養〟はまったく足りていないということです。もちろん、ダイエットのために食べたいものも食べないでやせてしまっている人も、栄養欠損です。

女性の悩みに多い、頭痛や手足の冷え、不眠、生理痛なども、潜在的な栄養不足といえます。脚気や壊血病などの疾患は、ビタミンB_1やビタミンC不足で起こりますが、このようにあきらかに栄養欠乏症として出てくるのは、実は氷山の一角。その下の水面下の部分に、潜在的な栄養欠乏があり、先にあげたたくさんの不快症状や体調の悪さが潜んでいます。たとえば病院で調べても異常がなく、一生つきあっていくものだとあきらめていたような頭痛の原因が、栄養不足だということもあるのです。

クリニックで診ていても、疲れやすい、何となくだるい状態が当たり前になっている女性が多いのですが、栄養が必要量満たされ、本当の意味で健康になると、「毎日、こんなに体が楽なのか」「階段が軽々とのぼれる!」「やる気がわいてくる感じがする」など、体調のよさを実感してびっくりされます。これは、年齢が若い人も同じです。

栄養状態がととのえば、子宮環境もととのってきます。赤ちゃんがいつきてもいいように、しっかり栄養をとって準備しておきましょう。

さて、あなたは今、栄養が十分足りていると思いますか?

今の食生活でいいのかどうかは、日常生活を振り返ることで見えてきます。何となく調子が悪い人、逆に健康に気を使っているという人も、まずは36~37ページのリストで自分に足りない栄養がないかチェックしてみましょう。

表面に現れる栄養欠乏は「氷山の一角」

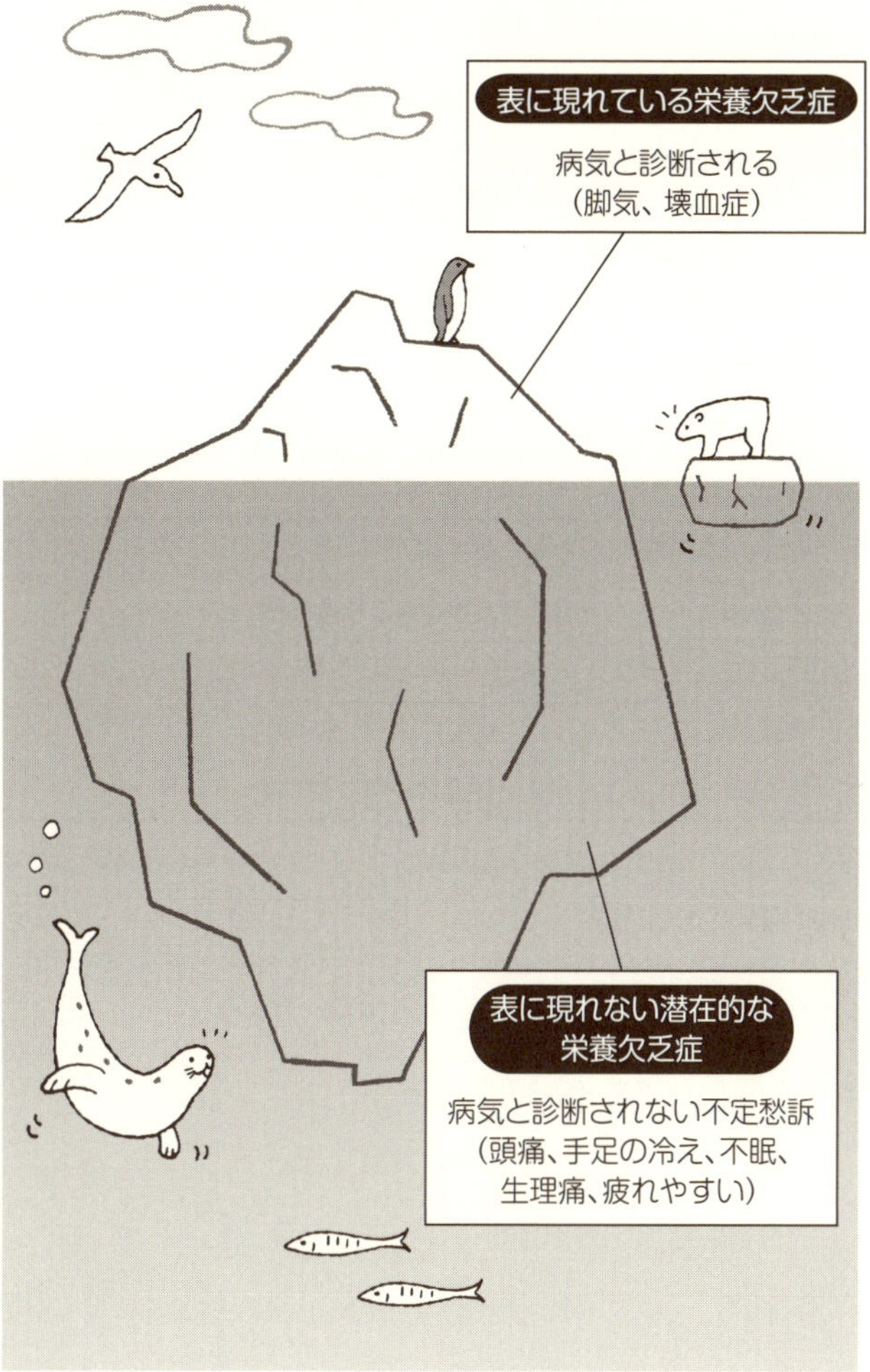

表に現れている栄養欠乏症
病気と診断される
（脚気、壊血症）
表に現れない潜在的な
栄養欠乏症
病気と診断されない不定愁訴
（頭痛、手足の冷え、不眠、
生理痛、疲れやすい）

項　目	チェック
16　仕事や日常生活のなかでストレスを感じることがよくある	
17　ストレス解消のために、甘い物を食べることが多い	
18　お酒をよく飲む	
19　タバコを吸っている	
20　毎日30分以上運動している	
21　忙しいので朝食はほとんど食べない	
22　ご飯やパン、めん類などで食事をすませることが多い	
23　チョコレートやスナック菓子を食事代わりに食べることがある	
24　お腹がすくとイライラし、満腹になると眠くなる	
25　寝る前に食べることが多い(食事やお酒、甘い物)	

＊BMI 指数の計算方法

体重［kg］÷（身長［m］×身長［m］）

（例）体重 55.5 kg、身長 160 ㎝の人の場合

55.5÷(1.6×1.6)＝21.7

あなたに足りないものがわかる！栄養チェック

ひとくちに「栄養不足」といっても、その理由は人それぞれ。
食事はもちろん、体質、生活習慣によっても変わってきます。
ここで、あなたに必要な栄養がわかる簡単なテストをしてみましょう。
以下の項目に当てはまるものに○をつけてください（何個でも可）。

項　目	チェック
1　たんぱく質は肉や魚ではなく豆腐や納豆でとっている	
2　健康と美容のために野菜中心の食生活を心がけている	
3　コレステロールが心配なので、卵を毎日食べないようにしている	
4　月経周期が短い（24日以内）	
5　月経周期が長い（39日以上）	
6　今、ダイエットをしている	
7　なるべく低カロリーを心がけている	
8　体重が 40kg以下である	
9　やせ型である（*ＢＭＩ指数が 18以下）	
10　太めの体型だ（*ＢＭＩ指数が 25以上）	
11　健康のために肉を控えている	
12　月経量が多い	
13　めまいや立ちくらみを感じる	
14　手足がよく冷え、頭痛や肩こりがある	
15　階段をのぼると息切れしたり、夕方に疲労感を覚える	

診断結果

○がいちばん多くついたものが、あなたのタイプになります。
○の数が同じ場合は、両方のタイプを参照してください。

1～5に○が多くついた人
生理がこない、くるけど周期が不規則な
1　月経不順タイプ→39ページ

6～10に○が多くついた人
ダイエットしすぎ、または食べすぎる
2　低栄養タイプ→43ページ

11～15に○が多くついた人
冷え症でいつも疲れ気味な
3　体調不良タイプ→47ページ

16～20に○が多くついた人
イライラ続きで、お酒・タバコがやめられない
4　ストレスタイプ→51ページ

21～25に○が多くついた人
ご飯やパン、甘い物が大好きな
5　低血糖タイプ→55ページ

栄養不足・5つのタイプ

1 生理がこない、くるけど周期が不規則な
月経不順タイプ

1〜5に○が多くついた人は、「月経不順タイプ」です。

月経周期は25〜38日が正常とされています。これに対して月経周期が短い（24日以内）ものを頻発月経、逆に長い（39日以上）ものを希発月経といい、3カ月以上生理がこないと「無月経」としています。

このタイプの人は、生理になっても無排卵のことが多いのが特徴です。「私は生理が毎月きているから大丈夫」と思っている人が、検査をしてみると無排卵だった、ということも珍しくありません。無排卵の場合、当然のことながら生理がきたとしても妊娠にはいたりません。

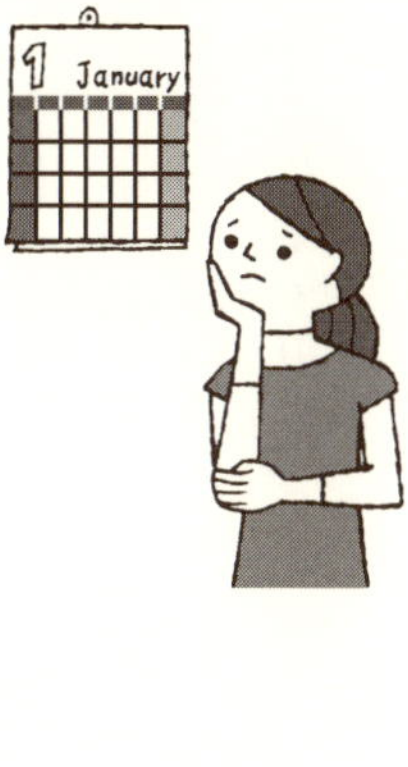

生理のことには無頓着な方も多いのですが、まず自分でできるのは、毎朝基礎体温をつけること。正常な周期で排卵があれば、基礎体温グラフは低温期と高温期の二相

性になりますが、無排卵の場合は低温期のみの平坦なものになります。

月経不順の原因は一つではありませんが、間違った食べ方による栄養不足が大きくかかわっていることは間違いありません。具体的には「低コレステロール」と「低たんぱく」です。

多くの方は、「コレステロールが高いと健康に悪い」というイメージを持っているのではないでしょうか。たしかにコレステロール値が高すぎると、動脈硬化や心筋梗塞などのリスクが高まります。でも意外に知られていないのは、コレステロール値は低くてもいけないということです。健康診断でコレステロール値が低かったからといって喜んでいるのは間違いなのです。

コレステロールは細胞を一つひとつ形づくる細胞膜の構成要素であり、女性ホルモンの原料となり、体にはなくてはならない成分です。コレステロール値が低いと、女性ホルモンの材料不足のために、排卵にも影響が出てきます。卵巣に働きかけ、排卵を促す性腺刺激ホルモンも例外ではなく、コレステロールが不足することでバランスをくずしてしまいます。これが、月経不順、無排卵などの原因にもなり、ひいては不妊につながっていきます。

次にたんぱく質。たんぱく質は生命にとっていちばん重要な栄養素です。人間の体をつくる土台、基本中の基本といってもいいものです。これが不足してしまうということは、赤ちゃんができないどころか、生命の維持そのものにかかわります。

皮膚、骨、髪、爪、歯……私たちの体はこのたんぱく質からできています。血液、筋肉、内臓、ホルモンの材料もたんぱく質。体はたんぱく質の塊といってもいいくらいです。

では、これが足りないと、どうなるでしょうか？

肌、爪、髪、骨などがボロボロになった姿、想像してみてください。このように女性がたんぱく欠乏になると、外見的にも悲惨なものになってしまいます。

私たちがカウンセリングで実感していることですが、乾燥肌の方はたんぱく質が欠乏しています。反対に、たんぱく質を摂取しはじめると、肌も潤ってきます。冬になると乾燥肌に悩む人が増えますが、肌の状態は、必ずしも季節の影響だけとは限らないのです。

また、たんぱく質は体のなかで栄養を運ぶ「宅配便」の役割を果たしています。ですからどんなにがんばって体にいい栄養を取り入れても、たんぱく質がなければうまく運べません。

ちなみに、コレステロールは脂肪の一種なので、水に溶けにくく、たんぱく質と結合することによって、血液中を移動できるようになります。つまり、たんぱく質はコレステロールの「運び屋」なのです。

コレステロールは性ホルモンの材料だと述べましたが、妊娠体質になるためには、コレステロールと同時にたんぱく質もないといけないのです。

なかには、こんな方もいるかもしれません。

「毎日豆腐を食べているから、たんぱく質はしっかりとれているはず」

意外に思われるかもしれませんが、このような方でもたんぱく欠乏の可能性があります。後ほど詳しく述べますが、プロテインスコア（151ページ参照）が低く、有効利用されにくいからです。

「健康のために野菜中心の食生活をしている」という方も、慢性的に動物性たんぱく質が不足しているといえるでしょう。

栄養不足・5つのタイプ

2 ダイエットしすぎ、または食べすぎる
低栄養タイプ

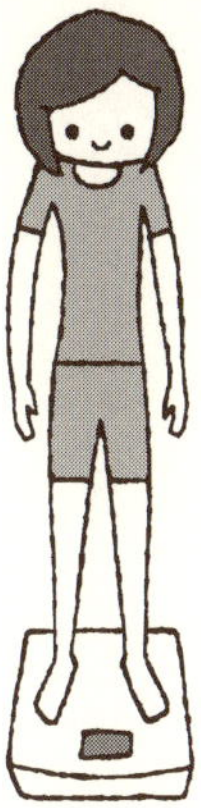

6～10に○が多くついた人は、「低栄養タイプ」です。

まず、ダイエットなどで過度な食事制限をしたり、かたよった食生活をしているやせすぎの人。「お菓子を控える」「運動する」といったダイエットならおすすめしますが、とにかく食べない、○○だけ食べるといったようなダイエットは、今すぐやめてください。

ダイエットでやせすぎている人、ダイエットはしていないけれども食が細くて結果的にやせすぎの人は、検査をするまでもなく栄養不足です。無月経や月経不順になってしまうのも、このやせすぎタイプに多いパターンです。

スーパーやコンビニ、あるいは外食時にメニューを選ぶとき、カロリー表示をチェックする方は多いと思います。でもカロリーを基準にした食品選びは、栄養という面では、危険です。

太らないためにカロリーを気にする気持ちはわかります。高カロリーの食事を続けていれば、太るのは当然です。でもだからといって、栄養面を考慮せず、カロリーが低いだけの食事を続けていたらどうなるでしょうか。

カロリー制限をしていると、体は自らの脂肪を燃焼させて対応します。脂肪が燃焼すれば、やせてきます。ここで問題になるのが、前の項目でも述べたたんぱく質です。ダイエットでカロリー制限をすると、体の大切な構成成分であるたんぱく質も燃焼しますので、筋肉も落ちます。筋肉が落ちると、目に見えて体重が落ちるので、「やせた！」と喜ぶことになるのですが、それが問題なのです。たんぱく欠乏は、皮膚や髪の毛など目に見えるものだけでなく、女性ホルモンや子宮という内臓にも影響を及ぼしていきます。

これでは体や美容面でもよくないのはもちろん、妊娠する確率も下がっていくでしょう。

もう一方の太りすぎの人。「太りすぎなら栄養は十分足りているのでは？」と思うかもしれませんが、実は肥満も立派な栄養不足なのです。

このような方は〝カロリー〟は摂取していても〝必要な栄養〟は摂取していないた

めに、食べても栄養は足りていません。栄養を過剰にとっているから太っているわけではないのです。カロリー＝栄養ではないことを知っていただきたいと思います。

太りすぎで、横断歩道を渡るのにもはぁはぁと息切れをするという患者さんがいらっしゃったのですが、血液検査をしたところ、重度の鉄欠乏だった、というケースもありました。そこで鉄を中心とした栄養指導をしたところ、鉄欠乏は解消し、体重も落ちて本当に元気になったのです。

やせすぎ、太りすぎは表裏一体。結局どちらも適切な栄養が足りていないということでは同じです。

やせすぎ、太りすぎは、ＢＭＩ指数を用いて判断します。ＢＭＩ指数は22が標準体重とされています。妊娠体質をつくるためには、ＢＭＩ指数が18・5～25のあいだにするのが目安です。

18以下のやせすぎの人、またはダイエットなどで急激に体重が落ちた人、あるいは体重が40kg以下の人は無月経や月経不順になりやすいため、妊娠もしにくくなるでしょう。妊娠を考えるなら、体重は、身長にかかわらず40kgは必要だと思います。

体重40kg以下、またはＢＭＩ指数17・5未満の女性の場合には、まずは栄養状態の改善を第一に考えます。この状態では治療により生理をこさせてしまうことで、逆に月経血が失われ、血液に含まれる鉄やたんぱく質などの栄養素が失われることが危惧《きぐ》されるからです。

またBMIが30以上の女性では、不妊症になる危険度が2・7倍になるというデータもあります。太りすぎも不妊症のリスクを高めるということです。

最近は妊娠中にもかかわらず、ダイエットをしているのではないかというくらいカロリー制限をしている妊婦さんや、おなか以外はほっそりしていて、一見妊婦さんに見えないような方もいます。それがまた、かっこいいことのように思われていますが、これも大きな間違い。これではおなかの赤ちゃんに適切な栄養が届くはずもありません。妊娠中の低栄養状態は、その後の子どもの健康にも影響を及ぼします。

妊娠中の体重管理は普段以上に気を使う必要があります。太りすぎの方にはダイエットを指導することもありますが、体重を減らすことが目的ではありません。適正体重にするため体重を減らすのは、妊娠前にしておくのがベストです。

これから妊娠を考える人は、やせすぎも太りすぎもダメ。必要な栄養を十分にとりながら適正体重をキープするよう心がけましょう。

栄養不足・5つのタイプ

3 冷え症でいつも疲れ気味な
体調不良タイプ

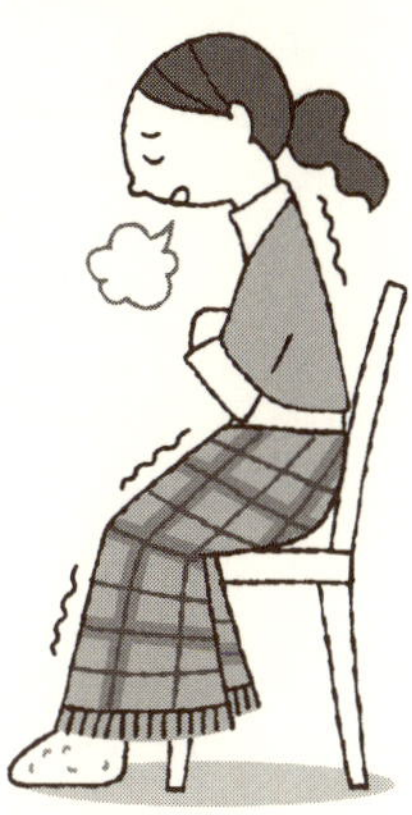

11〜15に○が多くついた人は、「体調不良タイプ」です。

手足が冷える、頭痛・肩こり、疲れやすい……は女性に多い症状です。「冷え症だから仕方ない」「頭痛持ちだし」「仕事をしているから疲れているだけ」と思っていませんか？　誰にでもある症状のように思われがちですが、このタイプの体調不良の大きな原因は、実は「鉄欠乏」にあります。

鉄は先に述べたたんぱく質と同じくらい大切な栄養の一つです。私たちが栄養指導をしている女性のほとんどが鉄欠乏といってもいいくらい、圧倒的に鉄が足りません。また、不妊治療をされている方には鉄欠乏が多いのです。

女性には生理があるため、何もしなくても毎月鉄が失われていきます。よほど食べ物を意識しない限り、補いきれないのです。

「会社の健康診断の血液検査で、引っかかったことがないから大丈夫」

ところが、このような人でも、詳しく調べてみると、鉄欠乏が見つかることがよくあります。その理由は、血液検査の検査項目にあります。

ヘモグロビンやヘマトクリットという言葉を聞いたことがありませんか。ヘモグロビンは赤血球に含まれており、酸素を運ぶ働きをしているたんぱく質です。また、ヘマトクリットは血液中の赤血球の割合を示します。この二つの検査項目によって、貧血かどうかを調べているのです。

実は、貧血や鉄欠乏を調べるための検査項目はほかにもあります。けれども通常の健康診断の検査項目に入っていないため、鉄欠乏があっても見逃されている可能性があるのです。

調べていない項目については、それがどんなに悪い数値でも浮かび上がってきませんよね。そのため、実は鉄欠乏なのに血液検査ではA判定がつくことがあるというわけです。

ちなみに、私たちは鉄欠乏を調べるのに「フェリチン」という検査項目を使っています。不妊に悩む方の血液検査をすると、このフェリチン値が低い方が多いのです

（117ページ参照）。

鉄欠乏は、体に現れる症状でも読み取れます。まず、頭痛・肩こり、疲れやすいといった不定愁訴にはじまり、集中力や記憶力の低下やイライラなど、精神・神経症状にまで及びます。私たちは、女性に多い原因不明の頭痛（片頭痛など）の原因のほとんどは、鉄欠乏ではないかと思っています。

また女性にとって見逃せないのが美容への影響。鉄には、肌のハリを保ったり、シミを防ぐ働きがあります。そのため、鉄欠乏が深刻になると、肌も荒れ、シミも増えて広がります。口のまわりにできるニキビや爪の割れ、口内炎、髪質低下、髪の抜けやすさなども鉄欠乏が原因です。

妊娠しにくくなる、お肌も荒れる、疲れやすい、イライラする……女性が鉄欠乏になると、いいことは一つもありません。

鉄欠乏を解消するには、食事内容を見直すことが大切です。

健康やカロリーを気にして、肉食を控えていませんか。鉄欠乏の人の普段の食生活で特徴的なのは、あまり肉類を食事に取り入れていないことです。

ベジタリアンという言葉はよく聞くと思います。ゆるやかなものから厳密なものまでありますが、野菜中心で肉食を排除する食事をしています。また、最近よく聞くマクロビオティックという食事法も、女性に人気です。こちらは玄米や全粒粉の小麦食品を主食とし、野菜は皮や根など丸ごと食べ、肉類や乳製品を使わない食事法です。どちらも健康を考えた食事法で、メリットもたくさんあります。でも肉食を排除した食事法では、慢性的なたんぱく質と鉄不足になってしまいます。

鉄がとれる食材として、ほうれん草やプルーンを思い浮かべる人もいるでしょう。でも鉄はもともと体に吸収されにくい栄養素であり、ほうれん草やプルーンなど植物に含まれている鉄は、吸収率が悪いのです。これに対して、レバーや赤身の肉、魚などに含まれる鉄は、体への吸収率がとてもいいのです。

鉄を効果的にとるには、肉や魚を食生活に取り入れることは必須です。カロリーが気になるなら、揚げ物など油を使うのは避け、冷しゃぶやお刺身などで食べるといいでしょう。

食生活に鉄を意識して取り入れることで、体調が驚くほどよくなり、元気になった女性はたくさんいます。今まで当たり前だと思って我慢してきた手足の冷えや頭痛が、いつの間にか消えてしまうということも、夢ではありません。

栄養不足・5つのタイプ

4 イライラ続きでお酒・タバコがやめられない ストレスタイプ

16～20に○が多くついた人は、「ストレスタイプ」です。

この本を手に取っている35歳前後の女性なら、ストレスを感じていない人はいないかもしれません。ストレスというと、仕事での人間関係や環境の変化などで精神的にダメージを受けることだけをイメージしがちですが、私たちが日常生活を送るなかで、それと気づかずに受けているストレスはたくさんあります。

暑い、寒い、人ごみを歩く、風邪をひいた……これらはすべてストレスです。それに加えて、お酒、タバコ、甘い物の食べすぎ、過度の運動なども、すべて体にとってはストレスなのです。

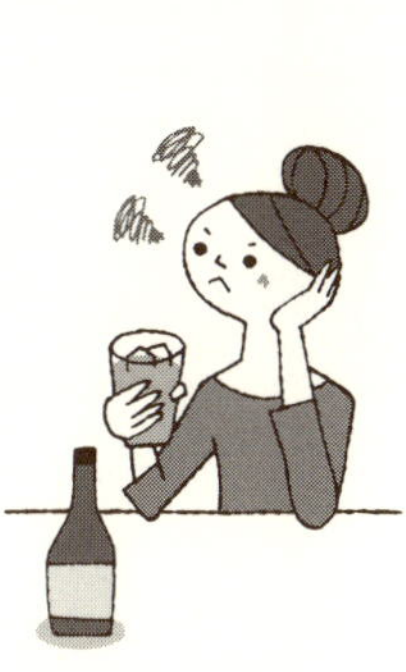

お酒やタバコはもちろん、健康のためにいいと思ってやっている運動までもがストレスになるのはなぜでしょうか？　それには先ほども少し触れた「活性酸素」が関係

しています。

体内には、老化や病気を引き起こす一因といわれているフリーラジカルという不安定な電子があります。これが体内の細胞をかけめぐることで、ほかの分子から電子を奪い取り、酸化が起こります。酸化とは、鉄が酸化しサビるのと同じ。この酸化作用によって体の細胞もダメージを受けるのですが、フリーラジカルの発生源が活性酸素なのです。

フリーラジカルは、それが体内で消去できれば何も問題ありません。しかし増えすぎてしまうと、細胞や細胞膜も傷つけられてしまうため、その機能が低下してしまいます。それが老化です。

フリーラジカルの発生源である活性酸素を増やし、細胞の老化を促進させてしまうのが、お酒、タバコ、甘い物の過剰摂取や激しい運動なのです。

まずお酒。体内に入ったアルコールは肝臓で分解されますが、その分解過程で大量の活性酸素が発生します。タバコも同様に、ニコチンの量とは関係なく、大量の活性酸素を発生させ、ビタミンCを消費しますので控えていただきたいものです。

運動をするなら、基礎代謝を高め、筋肉量をアップさせる効果があるウォーキング

こんな食べ物・生活習慣が活性酸素をつくる

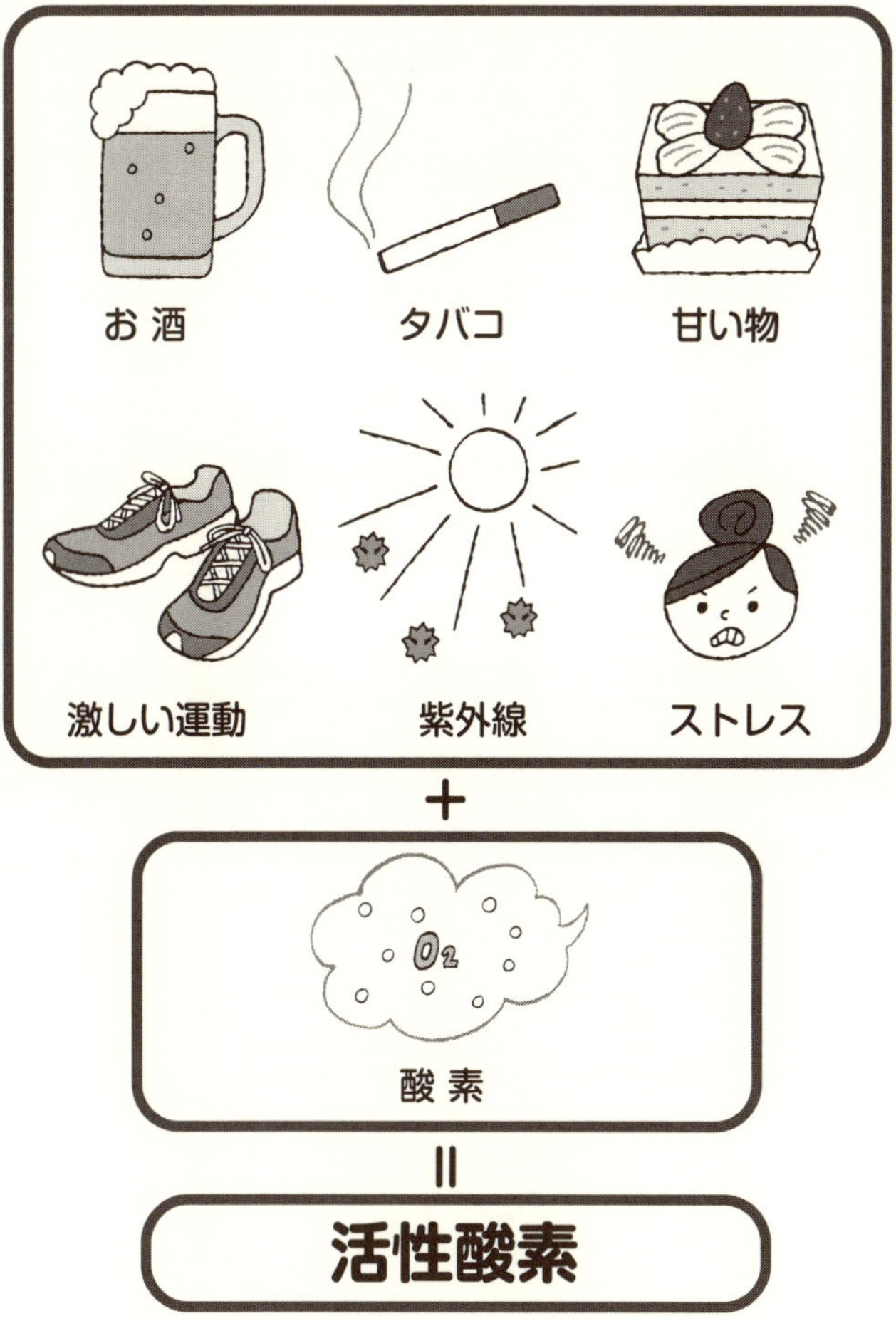
お酒
タバコ
甘い物
激しい運動
紫外線
ストレス
+
O_2
酸素
=
活性酸素

などの軽い有酸素運動を食直後に20～30分程度することをおすすめします。

甘い物の食べすぎもよくありません。ストレスがたまっているときや疲れたとき、つい甘い物を口にしたくなりますよね。それでほっとした気持ちになるという方もいますが、それは一時的なこと。体内の過剰な糖は活性酸素が発生しやすい状態をつくってしまうので、むしろマイナスなのです。

いくら体にいい食事や栄養を取り入れても、同時にこういったストレスを体に与えていたら、まったく意味がありません。プラスマイナスゼロどころか、マイナスに傾く一方です。なぜなら、ストレスによって栄養が消耗してしまうからです。

精神的なストレスはもちろん、体へのストレスでも栄養は使われてしまいます。ストレスの度合いが強い人はなおさらです。

目に見えないストレスを減らすのは大変かもしれませんが、食習慣や生活習慣のほうは、改善できる余地があると思いませんか？　自分の生活を振り返ってみて、ストレスの要因となるものを少しでも減らす努力をしましょう。

栄養不足・5つのタイプ

5　ご飯やパン、甘い物が大好きな
低血糖タイプ

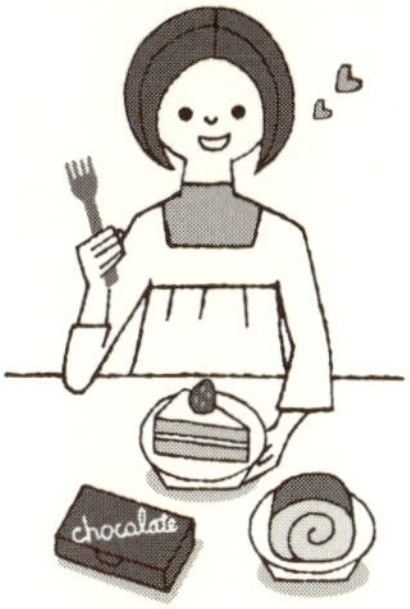

21〜25に〇が多くついた人は、「低血糖タイプ」です。

朝食抜き、日中の食事はご飯やパン、麺類などの炭水化物ばかり。ときにはお菓子を食事代わりに食べたり、寝る前にはついお酒や甘い物を何か口に入れてしまう……。こんな食生活をしている人は、間違いなく「低血糖症」です。

「甘い物を食べているのに低血糖なの？」

「糖尿病のこと？　おじさんの病気じゃないの？」

という声が聞こえてきそうです。いきなり低血糖症といわれてもピンとこないと思いますので、わかりやすくご説明しましょう。

健康診断などで「血糖値」という言葉は聞いたことがあるでしょう。血糖値は、血液内のブドウ糖の濃度のこと。血糖値は通常、ホルモンによって一定の範囲に調整され、維持されています。血糖値の濃度が高くなるとすい臓からインスリンというホルモンが分泌され、血糖値を下げるように作用します。濃度が低くなると、アドレナリン、ノルアドレナリン、コルチゾールといったホルモンが分泌されて血糖値を上げるように働きかけます。

血糖値が安定していれば、脳に十分なブドウ糖が供給されているので、精神的にも安定し、やる気や集中力がアップしている状態が続きます。食事をすると、誰でも血糖値は上がりますが、通常はゆるやかに上がって、ゆるやかに下がり、食後3〜4時間で空腹時と同じ値になって安定しているものです。

少し前に話題になった「低インスリンダイエット」をご存じですか？　これは、血糖値を急激に上昇させない食品を摂取するダイエットで、医学的にも理にかなった方法です。血糖値がどのくらいのスピードで上がるかがわかる指標に「ＧＩ（グリセミック・インデックス）値」がありますが、ＧＩ値の低い食品、つまり血糖値が上がりにくい食品を選んで摂取するようにしたいものです。

甘い物や白米、食パン、麺類などは、糖質が高いのでＧＩ値も高く、これらを食べると血糖値が急激に上がることになります。すると、血糖値を下げるためにインスリンが大量に分泌されます。このように、体には血糖値をなるべく安定させる仕組みが備わっているのです。

チョコレートやケーキなどの甘い物や、白米や食パンといった糖質が高い物を過剰に摂取していると、やがてはこの血糖調節がうまくいかなくなってしまいます。これが「低血糖症」です。

ちなみに糖尿病は、この血糖値を下げるインスリンの働きが悪くなって、血糖値が高くなってしまう病気です。

「糖質の高い物を食べすぎて血糖値が高くなるのはわかるけど、どうして低・血糖症なの？」

たしかに言葉としては反対のように聞こえますね。簡単にいうと糖尿病と低血糖症は表裏一体なのです。

血糖値が急激に上がるために、インスリンが大量に分泌されるのは、前述した通りです。大量のインスリンによって今度は血糖値が急激に下がることになりますが、この状態が続くと、今度はインスリンの調節がうまくいかなくなり、少しお菓子を食べただけで大量に分泌されたり、血糖値が低い状態がずっと続いたりするようになるのです。つまり、血糖値が上がるか下がるかの違いであって、「血糖調節異常」という点では糖尿病も低血糖症も同じというわけです。

血糖とインスリンの関係について詳しくは次章にゆずりますが、低血糖症は、あきらかに栄養不足の結果です。空腹になるとイライラしたり、食後に眠くなったりするのも、実は低血糖の症状。これは、脳に送られるはずのブドウ糖が安定しないことによって出てくる症状なのです。

そして妊娠を望む女性にとって怖いのが、今まで述べてきたインスリンが過剰に分泌されている状態が続くと、排卵障害の重大な原因になるということ。また同時に、子宮内膜症の発症や進展が促されることもわかっています。

いずれにしても、糖質の過剰摂取は妊娠を遠ざけてしまいます。糖分の多いお菓子やジュースを控えたり、ＧＩ値の低い物を選んで食べるといった工夫が必要になるでしょう。

自分に必要な栄養を知ることがスタートです

いかがでしたか？　栄養チェックで、自分の食べ方、食生活の傾向が少し見えてきたのではないかと思います。

なかには、1つのタイプだけでなく、2、3タイプに該当した方もいらっしゃるかもしれませんね。でも、

「肩こりや冷え症って、体質じゃなかったの⁉」

「お肉は食べすぎないほうがいいと思って我慢してたのに！」

「お酒も甘い物も手放せない私って、ダメかも……」

と、今までの自分を責めないでください。

私たちは、現代の日本人女性は、多かれ少なかれこのような食習慣、生活習慣だと考えています。

先ほど「女性のほとんどが栄養不足」と書きましたが、とくに女性に著しく見られ

るのが鉄欠乏。そして月経異常の人や、ダイエットでやせすぎている人、逆にカロリーの過剰摂取で太りすぎている人にはたんぱく欠乏が多く見られます。

いずれも、体の基本となる構成材料であったり、ホルモンの材料であったりと、赤ちゃんを望んでいる女性には、欠かせないものばかりです。

とはいえ、妊娠体質になるために必要な栄養は人それぞれ違います。ここでは大まかに5つのタイプに分けましたが、体質はもちろん、毎日食べている物、生活習慣にいたるまで、人と同じということはありません。

だから、まずは今の自分に必要な栄養を知ることが第一歩。そのうえで、もっとも効率よく、栄養をとっていくようにすることが大切です。

今日、あなたが食べる物が、やがて体を妊娠体質に変えていきます。2章からは妊娠体質をつくる栄養セラピーについて、じっくりお話ししていきたいと思います。

【体験談】栄養セラピーで赤ちゃんがやってきた！

ケース1 不妊治療と組み合わせ、40歳直前でとうとう妊娠

Cさんにはじめて会ったときの印象は、年齢よりも老けた感じで、疲れていて元気もなく、話す声も小さく細いものでした。顔もむくみ、肌荒れもありました。

36歳で不妊治療を開始し、休みなく続けながら、針治療や漢方治療も並行しておこなっていたものの妊娠せず、妊娠反応が出ても継続しないとのこと。間断なく続く不妊治療にも疲れ、ストレスを感じるようになったので、とにかく体にいいことなら何でもしたいと、わらにもすがる思いで栄養セラピーを受けることにしたのです。

血液検査をしてみると、「たんぱく欠乏」「低コレステロール」「低フェリチン」などが確認されました。さっそく食事指導をおこない、食事で改善が困難と思われるものにはサプリメントでの摂取をアドバイスしました。

Cさんの症状は「疲れがとれない」「手足の冷えがひどい」「頭痛が頻繁《ひんぱん》にある」「湿疹が出やすい」「イライラしたり、不安になることが多い」というもの。栄養セラピ

ーを続けながら、不妊治療も休まず続けていましたが、半年ほど経過した頃から、Cさんの症状が目に見えてよくなりはじめました。

まず肌がきれいになりました。今まではストレスがあるとすぐにできていた湿疹もできなくなり、疲れもとれ、頭痛もまったくなくなりました。検査結果でも、コレステロールの改善、フェリチン値の改善が見られ、栄養によってあきらかに体調が改善していることがわかりました。

この頃はまだ、妊娠反応が出たり出なかったりの繰り返しでしたが、Cさんの表情は明るく、不妊治療にも前向きにがんばれるようになってきました。「こんなにいきいきとした方だったのか」と私自身も驚いたくらいです。

Cさんから妊娠の報告を受けたのは、40歳になる直前。栄養セラピーで元気になり、前向きに不妊治療を続けた結果だと思います。元気な女の子を出産し、毎年お子さんの写真の年賀状をいただき、その成長を楽しみにしています。

【体験談】栄養セラピーで赤ちゃんがやってきた！

ケース2 健康的にやせると同時に、赤ちゃんもできた

それまで1年間不妊治療を続けていたDさんは、身長は158㎝、体重70kgとあきらかに肥満の状態でした。仕事をしながら不妊治療を続けていましたが、経済的にも負担が大きく、一時中断して、体調をよくしてから再び臨みたいということで、減量目的で私のところにいらっしゃいました。

電車で妊婦さんに間違えられ、席を譲られることもあるというDさん。太っているので元気そうに見られるそうですが、本人によると体力が落ちていて、少し歩くだけで息切れがするとのこと。症状としては「動悸・息切れ」のほか、「高血圧」「冷え症」「便秘がひどい」「ダイエットをしてはリバウンドを繰り返す」といったものでした。

検査をしてみると、予想通り栄養不足を表す結果が次々と出てきました。「低コレステロール」「低フェリチン」のほか、「酸化ストレス」「ミネラル欠乏」「血糖調整異常」などが予想できるデータ結果でした。

食事指導としては、徹底的な糖質制限をおこないました。具体的には、甘い物を食べない、主食は控えるか玄米に変えます。

さらに高たんぱくで低カロリー食を心がけてもらい、たんぱく質をとるためにアミノ酸やプロテインのサプリメントも利用。同時にストレスで消耗しやすいビタミンCもとってもらいました。また食事直後に会社のまわりをウォーキングするよう指導しました。

その結果、見事11kgの減量に成功。体重は50kg台になりました。健康的にやせられたので、とても元気で、息切れや便秘も改善し、血圧も安定しました。Aさんいわく「生まれてはじめて元気に減量できました。健康になってみてはじめて、今までどれだけ不健康だったかわかりました」とのこと。

10カ月間、不妊治療を中断して栄養療法に専念し、体調を整えたうえで不妊治療を再開したDさんからは、なんと3回目の治療で「めでたく妊娠しました」という報告をいただきました。肥満を解消し、妊娠する前に体調をととのえることが功を奏したといえるでしょう。

【体験談】栄養セラピーで赤ちゃんがやってきた！

ケース3 カップルで実践することで効果がアップ

Eさんは、ご主人と2人で不妊治療をされていました。結婚して5年目。4年前の34歳のときに、一度流産したあとは妊娠することはなく、不妊治療は最初から体外受精をしていたそうです。何回か体外受精を試みましたが、Eさんの卵の数が減り、次第に採取できなくなり、やっと採取できてもグレードが悪い、つまり卵子の質が低下しているとのことでした。ご主人のほうは30代前半とEさんより年下ですが、精子の運動量が悪いということで、栄養セラピーをすることになりました。

Eさんは、きれいな方なのですがあきらかに疲れきっている様子で、不妊治療を続けることで精神的な負担が相当あったようでした。症状を聞くと、「疲れやすい」「生理痛が重く月経不順」「あざができやすい」「肩こりがある」「手足が冷える」と体調はかなり悪いようでした。ご主人のほうは、「疲れやすい」「髪の毛が抜けやすい」「鼻炎がある」といったものでした。

検査データからは、ご夫婦ともに「たんぱく欠乏」「酸化ストレス」が読み取れました。また、Eさんには重篤な「鉄欠乏」、ご主人には重篤な「亜鉛欠乏」が予想されました。女性の鉄欠乏、男性の亜鉛欠乏は、不妊のカップルの典型的なデータ結果です。この栄養不足を解消すれば、不妊治療の手助けになると確信しました。

治療疲れが見られたEさんは、不妊治療は半年ほど休み、栄養セラピーに専念したいという希望があったので、夫婦2人での栄養セラピーがはじまりました。

セラピーを開始すると、ご夫婦ともに体調の改善が見られました。とくにEさんはそれまではお昼休みには昼寝をしないと動けない状態だったり、風邪をひきやすく、一度ひくと長引いていたのが、すっかり丈夫になったと驚いていました。結果、不妊治療をお休みしているあいだに、めでたく妊娠したのです。

栄養セラピーには、男性の妊娠力を高める働きもあるようです。女性側だけでなく、男性側にとっても、精子の数が増える、精子の運動量がアップするなどの効果も期待できることがわかったケースでした。

2章

いいこといっぱい！栄養セラピーのヒミツ

栄養セラピーってなぁに？

前章でお話しした栄養セラピー。正しくは「栄養療法」というのですが、この章では、この栄養療法について詳しく説明していきたいと思います。

「風邪にはビタミンCが効く」というのは、今ではなかば常識となっていますが、実はこれこそが栄養療法的な考え方です。ひとことでいうと「栄養を細胞レベルで考える」方法で、正しくは「分子整合栄養療法（オーソモレキュラー療法）」と呼ばれます。

まずその歴史から振り返ってみましょう。

「分子整合栄養療法」はもともと精神疾患の治療法として確立されました。その創始者の1人、カナダのエイブラム・ホッファー博士は、ガン患者の精神疾患の診断や治療を受け持っていました。ガンの治療を受けている患者さんは抑うつ状態になることが多いため、ガンの専門医とチームを組んで治療をおこなっていたのです。

博士はもともと生化学の分野で博士号を取得していて、体に現れる症状を分子レベルで研究していました。そこで博士がたどり着いた結論は、分子で構成されている体のなかの物質に何らかの変化が起きて、その反動としてさまざまな症状が現れているということでした。精神疾患には、脳のなかの物質がかかわっている、という仮説のもとに研究を続けましたが、当時はあまりにも斬新すぎて〝異端者〟扱いされ、医学界を追われてしまったのです。

その理論に共感を示したのが、ノーベル化学賞、ノーベル平和賞の2つを受賞したライナス・ポーリング博士です。ポーリング博士も、病気の予防・治療には体を分子レベルから考える必要があることを主張し、ビタミンをはじめとする栄養素（分子矯正物質）を正しく使うことが必要だと訴えていましたが、やはりこれにも猛反発、非難の嵐が集中したのです。

そんな2人の博士が交流を深めながら、ホッファー博士の研究発表を受け、ポーリング博士が新たな病気予防・治療の考え方を提唱しました。それが「分子整合栄養医学」なのです。ちなみに、日本に分子整合栄養医学を広めた第一人者が、ポーリング博士の弟子である金子雅俊先生です。

「あなたは今まで、どんなものを食べてきましたか？」

ホッファー博士は治療のはじめに、患者さんにこのように質問しました。

私たちの体の構成成分はすべて、食べ物からつくられています。髪、爪、皮膚などが日々変わることはみなさん知っていると思いますが、体の中身、つまり見えない部分はどうでしょうか。骨、胃腸や子宮などの内臓の粘膜、血管や血液、コラーゲンは？

これらもすべて日々生まれ変わっているのです。

そして私たちの体には、60兆もの細胞があります。健康であるためには、その細胞一つひとつが正しく機能しなければなりません。細胞を覆っている細胞膜は、リン脂質、コレステロール、たんぱく質からできていますが、これも食べ物によって供給されています。

どう生まれ変わるかは、材料次第。その材料こそが食べ物なのです。

私たちの体のなかの状態は、血液を調べればわかります。そのため、栄養セラピーでは、まず血液検査をおこないます。

もちろんその前に問診をして、毎日の食事内容や症状を聞き、どんな栄養が不足しているか予測を立てることもします。血液検査といっても、みなさんが健康診断の結果で見るようなものとは違い、検査項目の数は非常に多く、通常の検査ではわからなかったことも見えてきます。

その結果から、その人に足りない栄養素やバランスを把握し、食事指導をしていきます。何をどのように食べるか、何をどのように食べないかを意識して日々の食事をとっていただきます。

もう一つ、栄養セラピーで欠かせないのがサプリメント。

「食事指導だけで栄養不足は解消されないの？」

と思うかもしれませんが、昔と違い、今は野菜や果物に含まれる栄養素自体が減ってきているといわれています。残念ながら十分に栄養を補うには足りません。サプリメントの量は、患者さん一人ひとりの検査結果からその人に必要な量を決めるので、効率よく確実に栄養が補えるのです。

この本では、栄養セラピーの妊娠への効果を中心にご紹介していますが、アンチエイジングやダイエットのほか、精神疾患やガン治療などでも効果をあげています。

その基本は、細胞から元気になれば、美しく、健康になれる、ひいては妊娠しやすい体にもなれるということです。

私（定）も9年間赤ちゃんができなかったので、不妊症のご相談を受けるときの患者さんの気持ちはよくわかります。不妊治療とひとくちにいっても、自然妊娠をサポートするタイミング指導のようなものから、体外受精や顕微授精などの高度生殖医療までさまざまです。

しかし、不妊治療を続けるには、経済的な負担や精神的な負担もあるため、ほとんどの方はなるべく自然に妊娠したいと思っているのではないでしょうか。

その点、栄養セラピーには、不妊治療に比べて経済的な負担がとても少ないというメリットがあります。また、サプリメント＝本来の体の構成成分であり、生体内物質ですから、薬のような異物ではないため、不妊治療で投与される排卵誘発剤を飲んだ際に見られるような副作用もありません。

まだ不妊治療まではしていないという方は、まずは栄養セラピーを実践してみてはいかがでしょうか。

今不妊治療をしている方も、不妊治療は続けながら、それと並行して栄養セラピーをおこなえば、より妊娠する確率を高められるでしょう。

キーワードは〝カロリー〟ではなく〝糖質〟

食べ物について考えるとき、〝カロリー〟に注目するのが従来の栄養学だとしたら、栄養セラピーでは〝糖質〟に注目します。

前章でお話しした「栄養不足」タイプの一つに「5　低血糖タイプ」がありましたが、ここでさらに詳しく解説しましょう。「糖質」と聞いて、

「私はそんなに甘い物ばかり食べていないわ」

「私は標準体重だから大丈夫」

という方も、人ごとではありません。現代人のほとんどが、糖質のとりすぎだと思われるからです。

糖質は、白米や食パン、麺類など、食事をするときにいちばん手軽にとることができる食材に多く含まれています。そのため、〝カロリー制限〟することには比較的抵抗がなくても、〝糖質制限〟を具体的にアドバイスすると、なかなか実行するのが難

しい方が多いようです。

では、なぜ糖質制限が必要なのでしょうか？　次ページの図を見てください。ブドウ糖は、人間が生きていくうえでなくてはならないもの。生体に必要なエネルギーであり、優先的に利用されるようにできています。この血液中の糖分（血中のブドウ糖）は血糖値を下げる働きをするインスリンというホルモンによって、細胞に取り込まれ、細胞内でエネルギーとして利用されます。

糖が余ると、グリコーゲンや中性脂肪として肝臓などに貯蔵され、糖が体内で不足した場合には、肝臓などから放出されます。これが正常にできていれば何の問題もないのですが、糖質の高い物をたくさん食べ続けていると、乱れてきてしまうのです。

たとえば、甘い物を少量食べただけでインスリンが過剰に分泌されてしまい、今度は血糖値が極端に下がってしまう、あるいは、食事をしても十分に血糖値が上がらなくなる、上がったり下がったりを繰り返す……といった場合もあります。

インスリンが正常に働かない、つまり細胞のなかにブドウ糖を取り込んで、血糖値を下げるという作用がうまくいかなくなり、今度はインスリンが過剰に分泌されて血糖値が下がってしまう――これが先ほど述べた「低血糖症」です。次ページのグラフは、

糖質の働き

血液中の糖分はインスリンによって全身の細胞に取り込まれ、エネルギーとして利用されます。

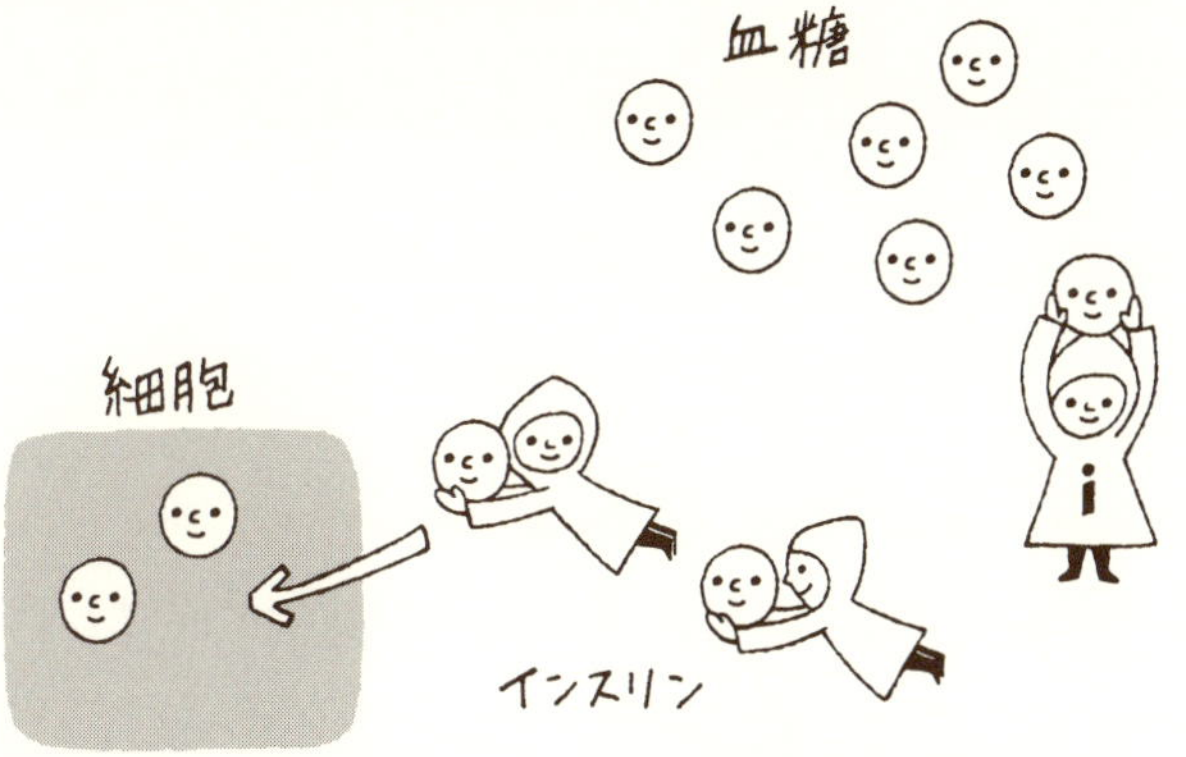

●血糖が余ると…

グリコーゲンや中性脂肪として、肝臓などにたくわえられます。

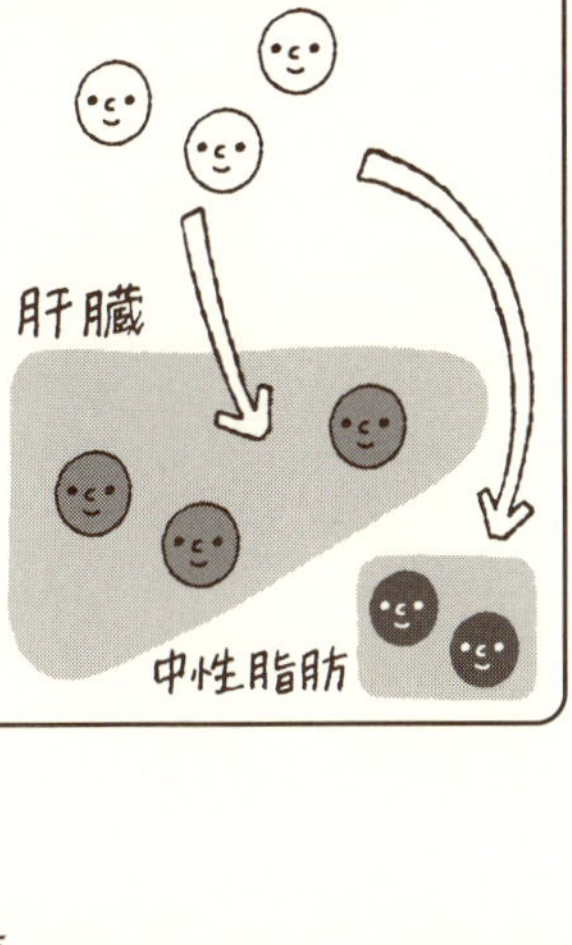

●血糖が不足すると…

肝臓などから糖を放出します。

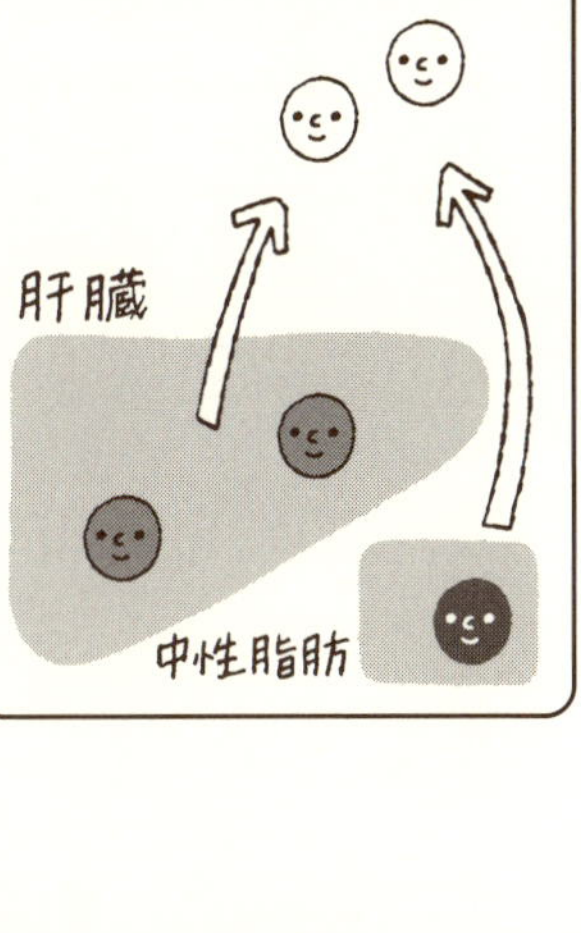

血糖値の変化を5時間にわたり調べた糖負荷検査の結果をまとめたものです。上のグラフが正常な血糖曲線で、下のグラフが「反応性」の低血糖症の血糖曲線です。低血糖症には、これ以外に「無反応性」や「乱高下型」などのタイプがあります。

血糖値が急激に変化するときには、精神的な不安感やイライラをともなうため、私たちは、うつやパニック障害などの精神疾患には、低血糖症が深くかかわっていると考えています。また、糖尿病やメタボリックシンドロームなどの内科系疾患にも、この低血糖症が関係していると思われます。

考えてみれば、コンビニに行けばおにぎりやサンドイッチ、お菓子など、糖質の高い食べ物のオンパレード。外食もご飯やパン、麺類の量はもりだくさんです。糖質の高い物ばかりの現代の食生活では、低血糖症の人が増えるのは必然かもしれません。

これを防ぐには、とにかく食材を選ぶときに糖質の低いものを選ぶこと。

とくに女性は食材選びの際、カロリーを気にしがちです。しかし低カロリーの物であっても、糖質が高い物を食べれば脂肪はつくられるのです。

「えっ、脂肪をとるから太るんじゃないの?」

その理由については、次の項目でご説明しましょう。

血糖曲線でわかる血糖値の変化

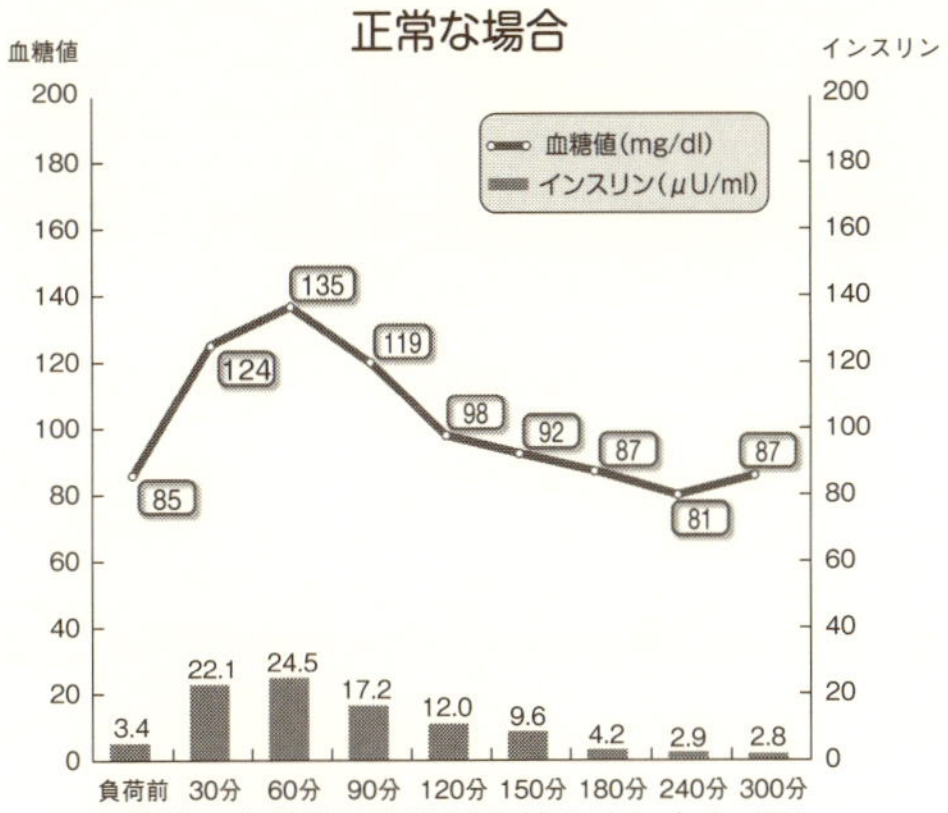

血糖値は負荷前の空腹時血糖よりも大きく下がることはありません。

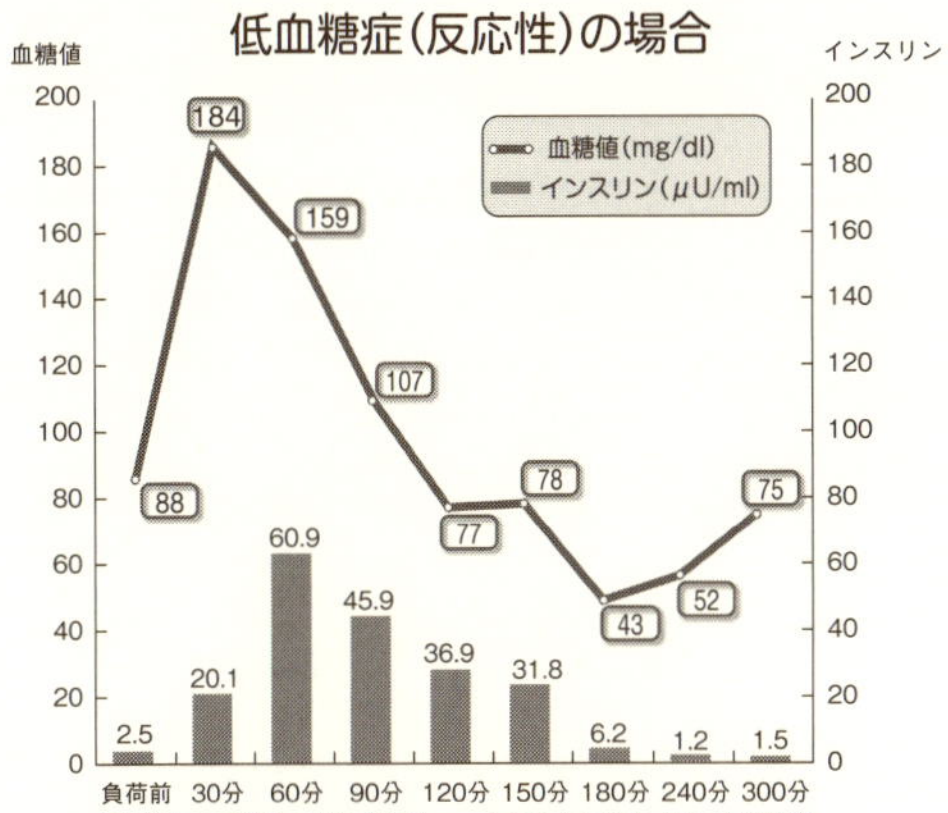

急激に血糖値が低下し、180 分後には負荷前(空腹時) の 50%まで低下しています。

セットで働く血糖とインスリン

ダイエットをする際、おにぎりとステーキが同じ量あったとしたら、あなたはどちらを食べますか？

「当然おにぎり！　肉は脂肪だから太るはず」

ところが、おにぎりのほうが太りやすいのです。これには血糖とインスリンが関係しています。

ここで、血糖とインスリンの働きについて復習すると、

糖質が高い物を食べる

↓

血糖値（血液中のブドウ糖）が急激に上がる

↓

それを下げるために、インスリンが分泌される

ということになります。

インスリンはすい臓から分泌され、その働きは細胞のなかにブドウ糖を取り込むことです。この働きによって、血糖値を下げる作用があるのです。

血糖値が下がり、食後数時間で血糖値が正常に戻れば、何の問題もありません。しかし糖質の高い物ばかり食べていると、インスリンが過剰に分泌され続けることになります。そのままでは当然すい臓もお疲れモードに。その結果、インスリンの調節がうまくいかなくなってしまうというわけです。

つまり、血液中の糖分が過剰にあると、インスリンの効き目が低下し、すい臓からインスリンが過剰に分泌される、それでも血糖値が下がらないからさらにインスリンが分泌される――という悪循環になるわけです。このようにインスリンが効かなくなる状態を「インスリン抵抗性」といいます。

すっかり定着してしまったメタボリックシンドローム、「メタボ」と呼ばれるような肥満の人にも、このインスリン抵抗性が見られます。

なぜなら、インスリンには脂肪を合成する作用があるため、脂肪が蓄積され、脂肪肝などを引き起こすことになるからです。これに加えて必要な栄養素が不足していると、ますます太りやすくなります。毎日の食事は、日々の活動のなかでエネルギーとして消費されますが、分解・吸収に必要な栄養素が不足していれば、消費効率が悪くなり、エネルギーとして消費されずに脂肪となっていくわけです。

ダイエットをして一見やせている人でも、低カロリーで糖質過多の食事を続けていれば、体の中身は脂肪だらけ、ということになる可能性もあるのです。

インスリン抵抗性がある、つまり血糖調節異常になってしまうと、ホルモンバランスが乱れます。インスリンが過剰に分泌されている状態が続くと、排卵障害の大きな原因になることは、前章で述べた通りです。健康で状態のいい卵子をつくるためにも、糖質制限は一つのキーポイントになります。

血糖値が正常になり、肥満を予防すれば、さまざまな体の不調や病気は改善され、体全体の機能を回復させることができます。妊娠に備えて万全な体をつくり、妊娠体質になるためにも、糖質を控えると同時に適切な栄養をとることが大切です。

血糖とインスリンの関係

・通常の場合

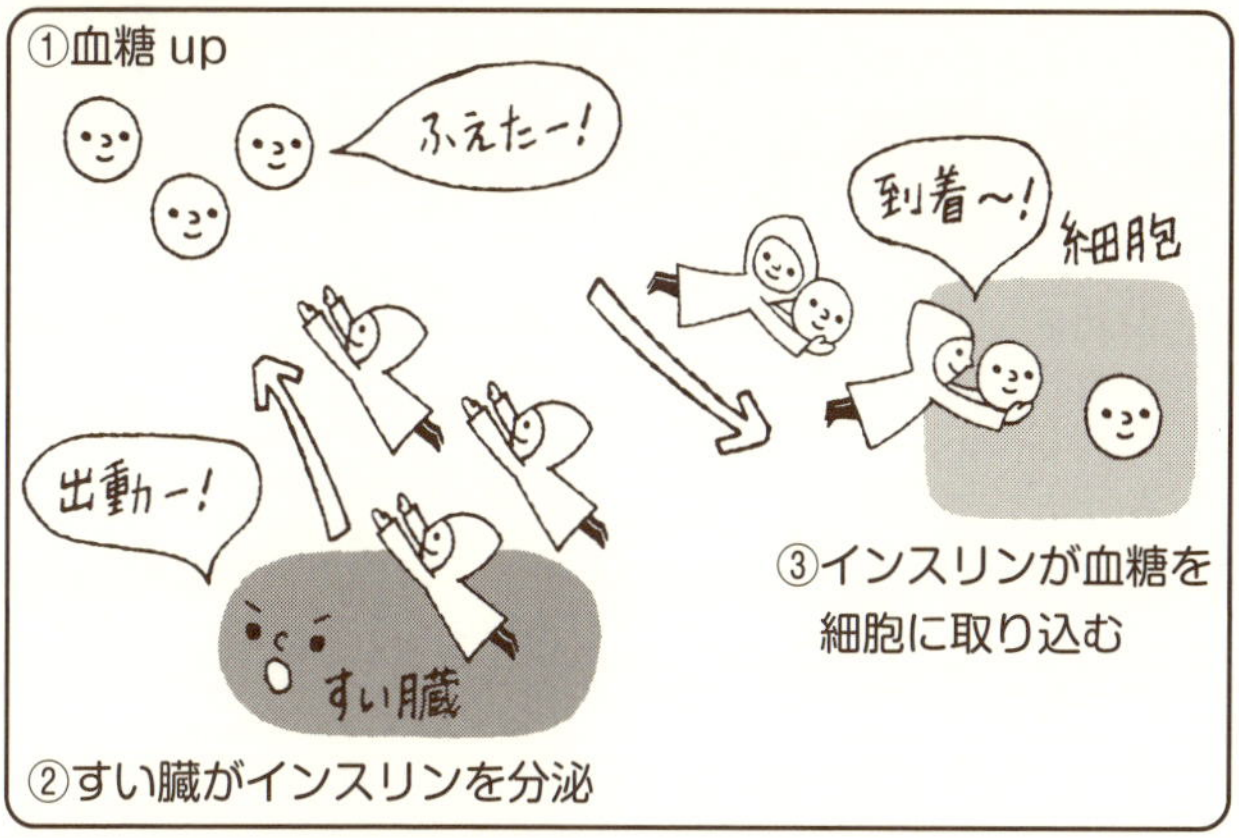
①血糖 up
ふえたー！
到着～！
細胞
出動ー！
すい臓
③インスリンが血糖を
細胞に取り込む
②すい臓がインスリンを分泌

・血糖が多すぎる場合

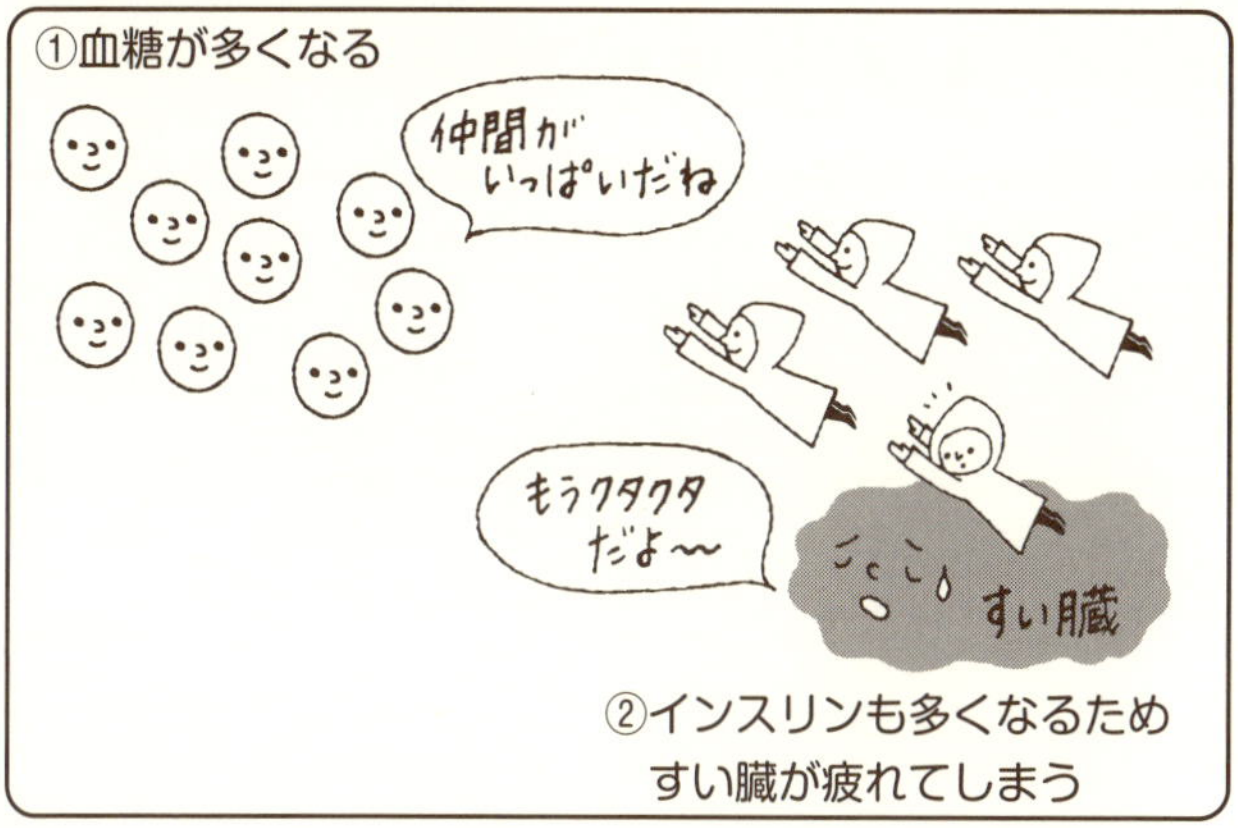
①血糖が多くなる
仲間が
いっぱいだね
もうクタクタ
だよ～～
すい臓
②インスリンも多くなるため
すい臓が疲れてしまう

栄養の〝量〟より〝吸収率〟に注目しよう

これまで、従来の栄養学と栄養セラピーの違いについてお話ししてきましたが、ここで鉄を例にとって、もう少しわかりやすく説明したいと思います。

たとえば鉄欠乏の場合、通常の栄養指導なら、「ほうれん草1／2束で鉄○㎎がとれます、1日○㎎を目安に摂取しましょう」などと指導されるでしょう。これは栄養素の〝量〟に注目した指導法です。単純でわかりやすいですすし、みなさんにもなじみ深いものだと思います。

でも、栄養セラピーでは違います。栄養素の〝量〟ではなく〝吸収率〟に注目するのです。「必要な栄養を補うには、とにかくたくさん食べればいい」というのは誤りで、いかに効率よく栄養をとるかを考えるべきなのです。

鉄を多く含む食材といってまず思い浮かべるのは、ほうれん草、小松菜、ひじき、プルーンなどではないでしょうか。これら植物性食品の鉄は、すべて「非ヘム鉄」と呼ばれ、たんぱく質と結合していない鉄です。実はこの非ヘム鉄、とても吸収率が悪いのです。

また、非ヘム鉄は、ビタミンCなど、吸収を促進する栄養素が必要です。

逆に吸収を阻害するのは食物繊維やタンニン。ですから玄米やコーヒー、お茶などを一緒にとると、それだけで吸収率はさらにダウンしてしまいます。

とくに鉄が多く含まれているとされるプルーンには、ペクチンという食物繊維もたくさん入っていますので、鉄をとろうとしてプルーンを食べても、食物繊維が邪魔をして吸収されずに体外に排出されてしまいます。

残念ながら、貧血のときに病院などで処方される経口鉄剤も非ヘム鉄なのです。鉄剤を飲んだあとに排便をすると、便が黒くなっていることがありますが、これはほとんど鉄が吸収されていない証拠。また、鉄剤を飲むと、気持ち悪くなるなどの消化器症状も出ますから、できれば飲みたくないですよね。

これに対してたんぱく質と結合している鉄を「ヘム鉄」といいます。積極的にとっていただきたいのはこのヘム鉄のほう。これは動物性食品に含まれている鉄で、たとえばレバーや鰯などの肉や魚に多いのが特徴です。

ヘム鉄はダイレクトに吸収されます。その吸収率は非ヘム鉄の5〜10倍にもなります。また、鉄剤を飲んだときのような副作用もないため、非常にとりやすく、かつ効率がいいのです。

このように、栄養セラピーでは単に「鉄をとりましょう、鉄をたくさん含んだ食材は○○です」といったところで終わりにはしません。もう一歩踏み込んだ、深い栄養学なのです。

私たちは、その栄養がどういうふうに体に吸収されるのか、効率よく摂るにはどうしたらいいのかまで考えて指導します。つまり、その食品中の含有量だけでは判断しないということです。

鉄をたくさんとろうと思ってせっせとほうれん草を食べていた方も、この吸収率の話をするとびっくりされます。鉄だけではありません。今までよかれと思ってやっていたことが、実は栄養不足を招いている可能性があります。

どうかこれまで信じてきた「食の常識」にとらわれずに、栄養セラピーを実践していただきたいと思います。

産む前・産むとき・産んでからもメリットがある！

これまで、栄養セラピーは妊娠体質をつくる効果があると述べてきましたが、妊娠・出産・子育てをしている方には、いつからはじめてもメリットがあります。

理想をいえば、将来妊娠を考えている方が、「不妊予防」として体を万全にととのえておくためにはじめていただきたいのですが、いつからはじめても決して遅すぎるということはありません。

赤ちゃんがほしいと思っているけれど、とくに治療はしていないという方はもちろん、どこも悪くないのになかなか妊娠しないという方、現在不妊治療をおこなっている方でも、それにプラスして栄養セラピーをおこなうことで、効果が期待できます。

さらに妊娠中、出産時、そして赤ちゃんが生まれてからも、栄養セラピーを続けることで、健康な状態が保たれ、生まれてくる赤ちゃんにもいい影響がたくさんあります。また、お母さんの美容面やメンタル面でもプラスの効果があるので、産後も楽しく育児ができます。

とるのは体の構成成分と同じ栄養ですから、安全性も高く、副作用もありません。

ではそのメリットについて解説していきましょう。

産む前

赤ちゃんをのぞむなら、今すぐにでも栄養セラピーをはじめていただきたいと思います。栄養セラピーによって、適切な栄養素が摂取されるようになると、ホルモンの分泌が正常化されるので、生理痛の軽減、月経不順や無排卵月経の改善が見られます。

不妊治療と違う点をあげるとすれば、積極的に何かに働きかけて治療をするわけではなく、まずは体を正常な状態に戻すことからはじめるということです。

不妊に悩んで私たちのところにいらっしゃる方のなかには、1～2年間不妊治療を続けて結果が出ず卵子の質が悪くなった、採取できる卵が少なくなったなどの卵子の状態が悪いケース、また着床しにくい、着床しても妊娠が継続しないといった子宮の状態が悪いケースが多く見受けられます。こういう方たちの検査データを見ると、あきらかに必要な栄養素が不足しているのです。

また年齢が上がっていくにつれ、卵や子宮の状態が悪くなっていく傾向があります。その傾向は30代後半から出はじめ、40代になるとさらに顕著になります。ある程度は避けられないことですが、最適な栄養をとることで、その人のベストな状態まで持っていくお手伝いができます。

栄養セラピーでは、たとえば子宮内の状態が悪いことがデータから読み取れる場合、子宮の粘膜そのものの材料となる栄養を入れていきます。

具体的にはビタミンA、たんぱく質、ビタミンB群、ビタミンC、鉄などです。

栄養セラピーをして数ヵ月後の再検査を待たずに妊娠する方もいますし、卵の質がよくなった、数が増えた、グレードが上がったという報告もいただきます。

私たちのところには不妊治療を続けて結果が出ず、栄養セラピーにたどり着いた30代後半から40代の患者さんがとても多くいらっしゃいます。不妊の原因は一人ひとりさまざまですし、治療期間・治療方法も違えば、状況や環境も違います。それでも赤ちゃんがほしいという願いはとても強く、そのためにならがんばりたいという気持ちはみなさん同じです。

年齢とともに妊娠する確率が下がるのは残念ながら事実です。だからこそいえるのは、妊娠を考えはじめたら自分の体をおろそかにせず、適切な栄養を取り入れ、「妊娠体質」をつくっておいてほしいということです。

子宮環境、胎内環境をととのえるということは、非常に大切なことです。「私は月経不順でもないし、不妊治療もしていないし、どこも悪いところはないわ」という方でも、検査をすると栄養不足のケースがほとんどです。本格的な不妊治療はしていなくても、また健康診断でいつもA判定であっても、女性の大半は栄養が足りていません。妊娠する前から不足している栄養を補っておくことで、妊娠の確率を高める効果はあるといえます。

産むとき　①妊娠中

栄養セラピーを続けているとマタニティライフも快適です。

たとえばつわり。つわりが重いと2カ月も3カ月も気持ち悪い状態が続き、水分もとれずに入院するケースさえあります。

しかし栄養セラピーをしている妊婦さんはつわりがほとんど見られず、あってもごく軽いものですみます。これはしっかり栄養をとっているためだと思います。

また妊娠中期あたりから増えはじめ、後期に進むにしたがってひどくなるむくみもありません。むくみがあると夕方になるにつれ体が重い、だるい、疲れやすいなどの症状が見られます。妊娠しているから仕方ないと思っている妊婦さんも多いのですが、これもたんぱく質などの栄養を適切に補うことで解消します。むくみがなくなると血圧も安定しますし、体重コントロールもしやすいでしょう。

次に貧血。これも妊娠後期に向かって多く見られます。妊娠すると体内の血液の量が増えます。それにともなって体も血液をつくる作業をがんばろうとするのですが追いつかず、血液が薄まることになり、貧血となってしまうのです。

通常の場合、そこで産婦人科で処方される鉄剤を飲むわけですが、この章でもお話ししたように、鉄剤は非ヘム鉄なので吸収率が低いのです。保険適応のヘム鉄はないので、非ヘム鉄を処方されるのは仕方のないことなのですが……。

妊娠中は、鉄の必要量が増加し、相対的に不足するのですが、栄養セラピーを実践している妊婦さんは吸収率のいい鉄分（ヘム鉄）をとるようにしていますので、貧血もなく、とにかく元気です。

また、妊娠初期はホルモンの影響から、後期は大きくなった子宮に腸が圧迫されることから便秘になりがちです。栄養セラピーによりこの妊婦さんの密かな悩みである便秘にもなりにくくなります。

妊娠中は体が劇的に変化していきますので、どうしても気持ちが不安定になるものです。つわりのときにイライラしたり、赤ちゃんに会えるのがうれしい気持ちと不安に思う気持ちが行ったりきたりして、気持ちが一定しないのです。

栄養セラピーはもともと精神疾患の分野で確立されたものですから、精神面の効果もあります。栄養不足を解消すれば、気持ちの面でも安定し、楽しく元気にマタニティライフを送ることができるのです。

産むとき　②出産時

いよいよ出産。赤ちゃんと会える日です。ここでも妊娠中から栄養セラピーを続けていると、いいことがたくさんあります。

まず、前述したように貧血がないために、出産時の出血が少なく、お産も軽くすみます。そのため、産後の肥立ちがよく、生まれたあとのお母さん自身の貧血がないために非常に元気なのが特徴です。

出産は、おなかの赤ちゃん自身にとっても非常に重労働です。お母さんの狭い産道をくぐり抜けてくるのですから大変なことなのです。でも栄養セラピーでしっかり育っている赤ちゃんなら、お産に耐えられる力がついています。お母さんだけでなく、赤ちゃんにとってもお産が楽になるのです。

また、生まれてくる時期や体重が理想的なのも特徴。早すぎず遅すぎず、満期産で3000g前後の適切な体重で生まれてくるケースがほとんどです。母体の環境がいいために、適切な時期までおなかのなかで育ってくれるというわけです。

産んでから　①育児

私（定）も2人の子育てをしてきましたが、栄養セラピーをしてきてよかったと思うのは、むしろ子どもを産んだあとかもしれないと思うほど、産んだあともメリットがたくさんあります。

まずお母さんのほうですが、前項でも書いたように、産後も元気で貧血がないために、母乳の出がとてもいいのです。出産をすると実感するのですが、はじめての赤ちゃんで慣れない育児に奮闘する毎日を送るなか、母乳が順調に出ると育児がとても楽になります。ただでさえ睡眠不足になりがちな時期でも、母親に体力があり、母乳育児が成功しているだけで、育児は楽しいものになるでしょう。

加えて、産後に起こりがちなマタニティブルーもなく、あってもすぐに改善します。出産して幸せなはずなのに、なぜか悲しくなって涙が止まらない……といった症状は、ひどくなると産後うつや育児ノイローゼにつながる可能性もあります。これらの症状は、ホルモンバランスがくずれていることに起因しています。

妊娠、出産を経て、もとの妊娠前の体に戻ろうとしている過程では、体のなかはホルモンの劇的な変化にありますので、バランスがくずれないほうがおかしいというくらいです。でも、栄養セラピーは精神疾患にも効果があることからもわかるように、お母さんも精神的に安定した状態でいられます。

私たちは、妊娠中に母親が栄養セラピーを続けて生まれてくる赤ちゃんのことを、

「ビタミンベビー」と呼んでいます。ビタミンベビーの特徴は、「夜泣きしない」「まとめてよく寝てくれる」「感染症などの病気にかかりにくい」「母乳をよく飲む」「表情が豊かでかわいい」「アレルギー症状が少なく、皮膚がきれい」「髪の毛がふさふさしている」などたくさんありますが、どれもいいことばかりです。

栄養が十分に満たされている赤ちゃんは、精神的にも安定していますから、育てやすく、いつも機嫌がいいために、はじめての育児にも余裕が出てきて、ますます愛情が増す、という好循環を生みます。

今まで何人も、栄養セラピーをやり続けながら出産したお母さんの赤ちゃんを見てきましたが、ビタミンベビーに例外はありません。生まれた赤ちゃんがその証拠です。出産後、お母さんたちから、「育児が楽で、赤ちゃんがかわいくてたまらない」という報告を聞くたびに、心からうれしくなります。

産んでから　②子どもの健康・知能

ビタミンベビーは生まれたばかりの時期にだけいいことがあるわけではありませ

ん。その後も育てていくなかで、メリットを実感することが多々あります。

まず健康であること。免疫がしっかりついていますので、熱を出したり風邪をひいたりしにくいのです。私自身、子どもが小さい頃は保育園に預けて仕事をしていましたが、「熱が出た」と保育園から呼び出しの電話がかかってきては慌てて仕事を切り上げて帰る……ということはほとんどありませんでした。一緒に仕事している人のなかには、長い間私に子どもがいることを知らなかった人がいるくらいです。

最近はアレルギーでない子はいない、というほどですが、ビタミンベビーにはアトピー性皮膚炎などのアレルギー症状が出る子が非常に少ないのも特徴です。

乳児湿疹やあせも、おむつかぶれはほとんどの赤ちゃんに起こり、ビタミンベビーも例外ではありません。人間の赤ちゃんは未完成で生まれるものですから、生まれたあと、環境や生活のなかから皮膚や粘膜が鍛えられ、免疫を獲得していくものです。

ですがアトピー性皮膚炎や喘息《ぜんそく》などのアレルギー症状は、胎内環境も大きく影響していると考えられます。おなかのなかからしっかり免疫を獲得し、生まれたあとも栄養分が多い母乳をよく飲むことで、生まれてくる赤ちゃんがアレルギーを起こしにくくなることはいえると思います。

たとえばお母さんがはじめて与える母乳を初乳といいますが、初乳には皮膚や粘膜をつくる働きのある亜鉛が豊富に含まれています。アトピー性皮膚炎や喘息を予防するためにも、初乳をしっかり飲ませたほうがいいのです。赤ちゃんが、栄養セラピーを続けたお母さんの栄養いっぱいの母乳を飲むことの効果は、計り知れません。

また、子どもがもう少し成長してからの話になりますが、ビタミンベビーには優秀な子が多いというのも、うれしい効果です。ビタミンベビーの4歳時でのＩＱテストの結果があります。ビタミンベビーとして生まれた4歳児91人とそうでない4歳児96人を比較したところ、ＩＱの平均値がビタミンベビーでは１０１・7、そうでない4歳児では93・6でした。このように、栄養は知能ともかかわっているのです。

栄養をとるだけで健康で優秀な子どもに育つ効果があるなら、試さない手はないと思いませんか。

女性の美容と健康

栄養セラピーは、妊娠・出産・育児以外の面でも、多くのメリットをもたらしてくれます。食生活を改善するので、身体面・精神面などすべてが改善されるといっていいでしょう。

前述したように、栄養セラピーはもともと精神疾患の改善から確立されてきたものです。実際、栄養セラピーを使って、うつなどの精神疾患の治療にあたる先生もいらっしゃいます。

うつの治療を受けている患者さんには、共通した食傾向というものがあるようです。栄養セラピーは、起きている症状の原因は栄養素の不足、欠乏にあるという考え方が基本になっていますから、食生活を改善し、十分な栄養素をとることで、あきらかにうつの症状も改善が見られるそうです。

このことからも、産後うつや育児ノイローゼ、ひいては幼児虐待などを予防する効果があることがおわかりいただけると思います。

また、女性にとってうれしいのは、美容効果が期待できること。1章で書いたように、私自身、過度なダイエットでリバウンドを繰り返し、ニキビにも悩まされていましたが、栄養セラピーを続けることで、適切な栄養素をとりながら、健康的にやせられたのです。ずっと悩まされてきたニキビもなくなり、肌がきれいになりました。おまけに重症の肩こりまでなくなってしまいました。

肌がきれいになるのは、みなさん共通しているようです。細胞から元気にしていくのですから当たり前です。

カウンセリングをして患者さんの変化を見ると、まだ若いのに、本当に健康な状態を知らなかった人が多いと感じます。調子がよくなってはじめて「今までの自分は健康ではなかったんだ」と気づくといった、自覚症状のない方もいるくらいです。

慢性化していると自覚症状は出にくく、問診で話を聞いても何も出てこないのに、検査データを見るとひどい結果、という人もいます。それでも栄養セラピーを続けていると、本来の目的以外の効果が次々と現れてきます。

疲れやすい、朝がつらい、手足が冷える、肌が荒れる、風邪をひきやすい……などなど、あげればきりがありませんが、これらも改善していきます。

栄養セラピーは、毎日繰り返される〝食べる〟という行為を振り返るチャンスでもあります。みなさんも食べることをおろそかにしないで、健康な自分を手に入れてほしいと思います。

栄養セラピーで改善できるケース、できないケース

妊娠前から産後はもちろん、身体面・精神面における栄養セラピーの効果はおわかりいただけたでしょうか？　ただ、ここでは栄養セラピーが「妊娠をもたらす万能選手」ではないことも、お話ししておかなければなりません。

栄養状態が改善することは、不妊症で治療をおこなっている方にも、そうでない方にも、妊娠するうえで大切だということは間違いありません。栄養セラピーは子宮・卵巣・ホルモン環境をととのえ、妊娠体質にするという意味で有効です。しかし、直接妊娠に結びつかないケースがあるということも、知っておいていただきたいのです。

たとえば重症の卵管障害であったり、子宮奇形などの器質的な問題がある場合、また重症の子宮内膜症などのケースで、まず内膜症の治療を優先させた場合では、今すぐ妊娠できるというわけにはいきません。高度な医療を必要とするケースも同様です。

ただ栄養セラピーを続けていることで、〝妊娠スタンバイＯＫ〟の状態に持ってい

くこと、つまり「妊娠体質」をつくる手助けにはなると思います。

一方で、排卵障害、卵子の状態が悪い、卵子が採取しにくくなったなどのケースや、女性ホルモンの不調による不妊症であっても、食生活を改善し、栄養状態を見直すことは非常に効果的であると思われます。このようなケースの方でも、現在の不妊治療を続けながら、栄養セラピーをプラスすることで、妊娠の確率をより上げる効果が期待できるでしょう。

もちろん、検査をしても何の異常も見られないのになかなか妊娠しない方、原因不明のまま妊娠にいたらない方なども、栄養セラピーで体調が改善することで妊娠の確率を高めることはできるでしょう。

「そろそろ妊娠したいけれど、不妊外来に行く前に何か自分でできることはないかしら？」

そう思っている方はぜひ、食生活の改善からはじめられる栄養セラピーに取り組んでみてください。

【Q&A】そこが知りたい栄養セラピー

Q1 イソフラボンは妊娠にも効果があるの？

A イソフラボンという栄養素は、市販のサプリメントも多く出回っていますから、知っている方も多いと思います。イソフラボンは女性ホルモンであるエストロゲンと同様の働きをするといわれ、豆腐、納豆、みそなどの大豆食品に多く含まれています。

イソフラボンをとると、まるで「女性性」が増して妊娠体質になるかのような誤解をされがちです。私（北野原）の患者さんでも、イソフラボンをたくさんとっている方がいました。不安定ながらも生理がきていた方なのですが、生理がこなくなったり、生理以外の日に出血があったりと余計不安定になっていたため、イソフラボンの摂取をやめてもらったところ、生理が復活しました。

エストロゲンの状態がよくない場合にイソフラボンをとると、何となくホルモンがたくさん出るようなイメージを持たれると思いますが、違います。エストロゲンがある程度出ているのなら、それを後押しすればいいのであって、イソフラボンを摂取してホルモンの量を増やすことを期待するのは、間違っているのです。
たしかに、更年期の女性の場合は、エストロゲンの分泌量が減っているので、イソフラボンをとることの効果はあります。むしろ積極的にとって、減少する女性ホルモンを補っていくということをおすすめします。

一方、妊娠を考えている年代の女性にとっては、〝量〟は問題ではないのです。大切なのは〝リズム〟です。

きちんと生理がくるか、性ホルモンが正しく機能して子宮の内膜が増殖し、妊娠の準備をし、卵巣のなかで卵胞が育ち排卵するか、ということが大事なのです。このホルモンのリズムがととのえば、妊娠への第1関門はクリアしたことになります。リズムを正しくして、子宮、卵巣といった歯車が一つひとつ噛み合うようにととのえ、歯車が上手に回るようになればいいのです。

妊娠を考えたら、体をととのえ、リズムをととのえること。それには正しい食事で適切な栄養素をとることが先決です。まちがった情報で、リズムを狂わせることのないようにしていただきたいと思います。

Q2 子どものアレルギーになるものは、妊娠中から避けるべき？

A 「生まれた子どもにアレルギー症状があるから、第二子を妊娠するのが不安……」

「アレルギー体質の子どもにしたくないから、妊娠中は卵を食べないようにしたほうがいいですか？」

というような質問を受けることがありますが、これも心配ありません。むしろ間違った情報で、卵など栄養価の高いものを妊娠中に食べないことによるお母さんの栄養不足のほうが心配です。

お母さんがアレルギーであっても、おなかの赤ちゃんには遺伝しませんし、妊娠中、お母さんの食べているものがおなかの赤ちゃんのアレルゲンにはなりません。

アレルゲンができるのは、赤ちゃんが食事を食べはじめてからのことです。離乳食を食べはじめる生後6カ月ぐらいでは、まだ赤ちゃんの腸の粘膜は弱く、不適切な時期にたんぱく質が入ってしまうとアレルゲンになることがあります。ですから気をつけなければいけないのは、離乳食の時期にどういうタイミングで何をどれくらい食べさせるかということであって、妊娠中のお母さんの食べ物ではないのです。

大切なのは、妊娠前も妊娠中も、特定の食べ物にこだわらず、いろいろなものをバランスよく食べること。

単品食いというのがいちばんよくありません。同じものばかりとり続けると、体が拒否してしまい、吸収されにくくなるということがあります。卵も食べ、肉も食べ、魚も食べ……といったように、いろいろな種類のたんぱく質をとることが、お母さん自身のアレルギー予防にもなります。

さらにいうと、たんぱく質を構成するアミノ酸にもいろいろな種類があり、魚一つとっても魚の種類ごとに違います。肉にしても鶏肉、豚肉、牛肉からラム肉まで、まんべんなくいろいろな種類をとることです。

アレルギーの原因になるものを〝避ける〟のではなく、いろいろな種類のものを食べて〝リスクを下げる〟と考えてはいかがでしょうか。

Q3 今やっている不妊治療と合わせてやっても大丈夫?

A もちろん大丈夫です。むしろ、並行しておこなうようにおすすめします。

栄養や食事を改善することは、健康面・精神面などあらゆる面の改善につながります。現在、不妊治療をおこなっている人もおこなっていない人も、誰にとっても栄養セラピーは効果があるというのが、いちばんのメリットだと思います。

もちろん、2章で述べたように、「妊娠する」ことを目的とした場合、不妊の原因によっては栄養セラピーでは改善しないケースもあります。ただその場合も、妊娠にいたるかどうかは別として、少なくとも体調の改善は見られるでしょう。

赤ちゃんを持つことに体力的に自信がない方や、卵子の状態が悪いという方、月経不順でホルモンバランスがくずれている方などには、とくにおすすめです。

車はガソリンがないと走りません。栄養セラピーの役目はまさにこの〝ガソリン〟。あなたの体を栄養で満たして、赤ちゃんがやってくる可能性を高めておきましょう。

Q4　流産したことがあるのですが、妊娠できますか？

A　流産は、妊娠した女性の15％程度に起こることであり、決して珍しいことではありません。ですから、次の妊娠がしにくいとか、また流産してしまうのでは、と必要以上に心配する必要はありません。

流産の原因はさまざまです。そのほとんどが今後妊娠する可能性に問題のないものですが、なかには流産を繰り返す方もいます。その場合には何かしらの対処が必要になり、その原因が消えない限り、一定の割合で流産する確率はあるでしょう。ただ、一度流産したからといってその後の流産の確率が高くなるということはありません。原因をきちんと取り除くことで、妊娠できる可能性は十分にありますから、安心してください。

適切な処置・治療がおこなわれたら今度は、妊娠し、妊娠が継続する体をつくることが大切になってきます。その可能性を上げるためにも、体をととのえてくれる栄養セラピーに取り組んでみることをおすすめします。

3章

知っておきたい、ママになるための栄養素

こんな栄養が妊娠体質をつくります

これまで、妊娠と栄養のかかわりについてお話ししてきました。では、妊娠体質になるためには、どんな栄養が必要なのでしょうか。

三大栄養素と呼ばれるものには、たんぱく質、糖質（炭水化物）、脂質があります。これにビタミンとミネラルを加えたものが、五大栄養素です。

どの栄養素も体にとって必要なものですが、なかでもとくに妊娠に重要なのは、たんぱく質、ビタミンA・B・E、ミネラルである鉄、亜鉛、カルシウムです。これらの栄養素は、妊娠中の貧血やつわりを軽くしたり、母乳の出をよくするといった効果もあるのです。さらに、お母さんが栄養をたくさんとることで、赤ちゃんにも十分栄養がいきわたりますから、元気で育てやすい赤ちゃんが生まれます。

このように、妊娠するための栄養セラピーは、まさにいいことづくめ。ではこれから、妊娠体質をつくる栄養について、詳しく説明していきましょう。

1 たんぱく質

赤ちゃんとママの体をつくる材料

たんぱく質を含む食べ物
鰹、ウナギ蒲焼、本マグロ赤身、トビウオ、ビーフジャーキー、豚モモ肉、鯖、牛ヒレ肉、チーズ、卵

妊娠体質をつくるためにまず欠かせないのが、たんぱく質です。

前にも述べたように、たんぱく質は皮膚や髪の毛、爪にはじまり、骨や血管、内臓にいたるまで、私たちの体をつくっている材料ともいうべき存在です。また、酵素やホルモンなどもたんぱく質からつくられます。

たんぱく質は英語でプロテインといいますが、それはギリシア語の「プロティオス」が語源。これは「いちばん大切な物」という意味で、このことからも、たんぱく質がどれだけ私たちにとって重要かがわかるでしょう。

新しい命を生み出すためにも、その材料であるたんぱく質は不可欠です。妊娠とは、一つの生命が誕生し、お母さんのおなかのなかで細胞が分裂・分化していき、3kg前後にまで成長し、生まれてくるまでの期間です。妊娠時には、普段以上にたんぱく質

をとる必要があります。

1日にとってほしい目安としては、体重1kg当たり妊娠前の人で1～1・5g、妊娠中の人で1・5～2gです。体重50kgの人の場合、妊娠前では50～75g、妊娠中では75～100g必要ということになります。ちなみに、授乳中は母乳にたんぱく質を11gほど分泌するため、この分を妊娠前の状態にプラスしてとっていく必要があります。生卵1個に含まれるたんぱく質は6・5gですから、その量の多さにびっくりされるかもしれませんね。

妊娠体質をつくるためには、体重当たりの必要量のたんぱく質をとることをおすすめします。

妊娠中には体のむくみに悩む人が多いものですが、実はこれはたんぱく欠乏のサインです。たんぱく質の種類の一つにアルブミンがありますが、アルブミンは血管内に水を保持するスポンジのように、水を含む働きをしています。アルブミンが減ってしまうと、この水を吸えない状態になります。その結果、血管外に水がもれ、水分が増えてしまうのです。これがむくみになるわけです。

同時に、アルブミンは体のなかで「運び屋」の役割も果たしています。ビタミンやミネラルといった栄養を、宅配便のように体のあちこちに届けてくれるのです。

反対に、アルブミンがない、つまりたんぱく欠乏が起こると、いくらビタミンやミネラルといった栄養があっても、それを必要とする場所に届けることができません。このように、たんぱく質はほかの栄養を働かせるためにも必要なのです。

それにもかかわらず、「肉や卵のとりすぎはよくない」と考えてなるべく食べないようにしたり、豆腐や豆といった植物性たんぱく質ばかりとるといった、かたよった食生活をしている人が多く見受けられます。

しかしあとで詳しく述べますが、赤身の肉には妊娠体質をつくる鉄などの栄養も豊富に含まれています。また、肉や魚などの動物性たんぱく質は、植物性たんぱく質よりも有効利用されやすいというメリットもあるのです。また、納豆+生卵、冷奴+かつおぶしなど、植物性たんぱく質も動物性たんぱく質と同時に食べることで有効利用されやすくなります。

繰り返しになりますが、赤ちゃんの成長にとっていちばん大切なのは、体のすべての材料であるたんぱく質が十分あることです。低たんぱくの食事を続けていれば、お母さんにも赤ちゃんにも栄養不足をもたらします。今一度食生活を見直してみてください。

　また、たんぱく質とかかわりが深いものに、コレステロールがあります。コレステロールはたんぱく質と結合することによって、体内を移動できるからです。

　健康診断でも中性脂肪やコレステロール値の基準が決められていて、基準値を超えると注意を受けます。中性脂肪はメタボリックシンドロームの診断基準としても使われていますし、コレステロール値が高いと心筋梗塞や動脈硬化を招くといったこともいわれています。そのため、スーパーでは低コレステロールを売りにした商品が多数並んでいますし、ダイエットや健康のために、なるべく卵や肉を食べないようにしている方もいるようです。

　実は、このような食生活が妊娠を遠ざけているかもしれないといったら、驚かれるでしょうか。なぜなら、コレステロールは女性ホルモンの材料だからです。

　次ページの図を見ていただければわかるように、女性ホルモンも男性ホルモンも、コレステロールが変化してつくられます。そのため、コレステロールが不足すれば、その分つくられる性ホルモンも減ってしまうのです。また、ストレスがあると抗ストレスホルモン（副腎皮質ホルモン）がつくられるので、そのときにコレステロールが

コレステロールは性ホルモンの原料

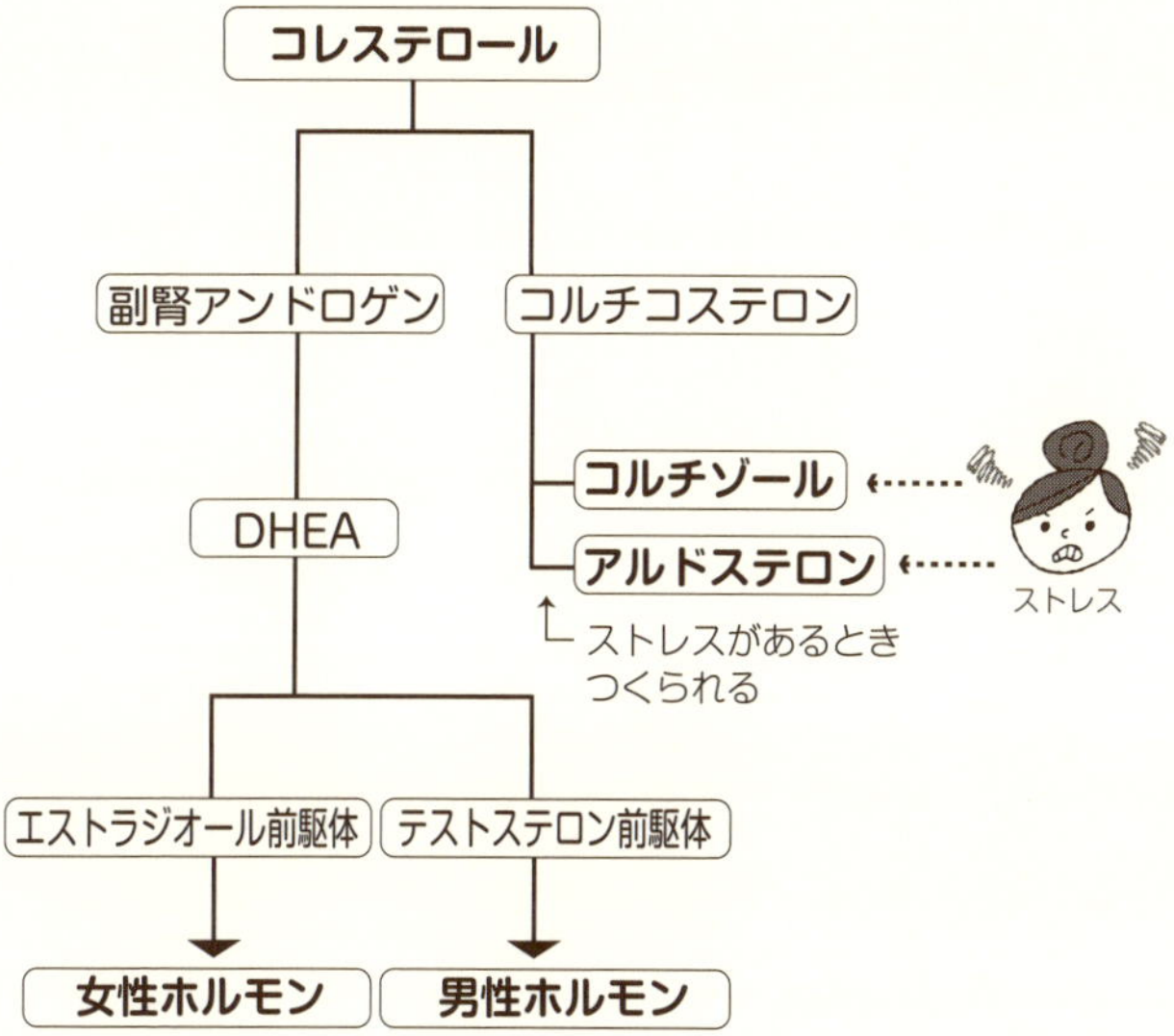

原料であるコレステロールが不足すると、つくられる性ホルモンが減ってしまいます。
また、ストレスがあるとストレスホルモンがつくられるので、そこでもコレステロールが使われてしまいます。

使われてしまいます。

ちなみに、善玉（ＨＤＬ）コレステロール、悪玉（ＬＤＬ）コレステロールという言葉がありますが、性ホルモンの材料になるのは悪玉（ＬＤＬ）のほう。本来は善玉も悪玉もなく、両者とも体にとって不可欠なものです。

なかには「コレステロールのとりすぎが心配……」という方もいるかもしれませんね。でも大丈夫。食事で摂取するコレステロールは20％程度であり、体内のコレステロールの80％は、肝臓でつくられているのです。

そしてすごいことに、肝臓でつくるコレステロールの量は、体内のコレステロール量に応じて調整されています。ですから、食事のコレステロール量を無理に減らす必要はありません。

赤ちゃんがなかなかできないと悩んでいる方の多くは、低コレステロールの傾向があります。そして低コレステロールが改善されると、妊娠されるケースが多いのです。

まずは「コレステロール＝悪者」という考えを改めることからスタートしましょう。

2 鉄

子宮環境をととのえ、赤ちゃんに栄養を届けます

鉄を含む食べ物
アサリ、豚レバー、鶏レバー、スモークレバー、牛モモ赤身肉、牛レバー、鰹、煮干し

たんぱく質についで重要なのが鉄です。

鉄は粘膜をつくる材料になります。赤ちゃんにとって居心地のいいベッドをつくろうとするとき、粘膜はクッションの役割を果たします。反対に、鉄欠乏で粘膜がうまくつくられないと、かたくて寝心地の悪いベッドになってしまいます。いつ赤ちゃんがやってきてもいいように、しっかり鉄をとっておきましょう。

では、どのくらいの量の鉄が必要なのでしょうか。

月経で毎月一定量の鉄を消耗してしまう女性は、男性以上に鉄が必要です。妊娠前であれば、必要量1日2㎎になります。妊娠中の女性の場合は、最低でも1日4㎎は必要です。

鉄の働きとしては、赤血球をつくったり、体内に酸素を運ぶことがよく知られてい

ますが、妊娠中のお母さんは自分の体内だけでなくおなかの赤ちゃんにも酸素を届けなければならないため、赤血球の量が増えます。そのため、妊娠前の倍の量が必要になるのです。

鉄は女性の美しさとも深くかかわっています。たとえばコラーゲン。美容にいい栄養としてよく知られていますが、実はコラーゲンを食べてもそれがそのまま吸収されるわけではありません。残念ながら、コラーゲンは体のなかに入るときに分解されてしまうのです。それを体内で再合成するときに、鉄が必要になります。出産経験がある方からよく聞く悩みに「シワができやすくなった」というものがありますが、これは鉄欠乏のためにコラーゲンが十分つくられなくなったせいなのです。また、シミも鉄欠乏が原因で増えます。

皮膚の合成にも鉄が欠かせません。ニキビができやすかったり、湿疹が治りにくいのは、鉄欠乏のサインです。また、骨の合成にも鉄がかかわっていて、カルシウムだけでなく鉄がないと骨をつくることができません。

このように大切な鉄ですが、残念なことにこれまでの私たちの経験からいって、妊娠可能な年齢のほとんどの女性は、潜在的な鉄欠乏なのです。

鉄は体内のさまざまな場所に分布していて、そのうちの7割が赤血球に含まれています。そのほかには血清鉄、組織鉄、フェリチンに含まれています。

フェリチンというのは貯蔵鉄、いわば貯金している鉄です。「潜在的な鉄欠乏」というのは、この貯蔵鉄が少ない状態をいいます。

これは、私たちの収入と支出の関係を例に考えてみるとわかりやすいでしょう。収入からは、毎月住居費や光熱費、食費などが引かれていきます。そして余った分は貯金に回せます。しかし収入が減ってしまった場合はどうでしょう？　住居費や光熱費といった生活費は、毎月ある程度出ていく金額が決まっています。そのため家計が苦しいときは、貯金する金額を減らしたり、場合によっては貯金を切りくずしてやりくりするのではないでしょうか。

これは鉄も同じです。つまり、貯金としてため込んでいる分から減っていくのです。貯蔵鉄が減るということは鉄欠乏ですから、もちろん体にもさまざまな症状が出てきます。たとえば頭痛、めまい、手足の冷えといったいわゆる不定愁訴のほとんどが、この潜在的な鉄欠乏が原因と考えられます。

先ほど述べたように、妊娠中は普段以上に鉄が必要になることを考えると、妊娠前から鉄欠乏を改善しておくことが大切です。鉄欠乏のまま妊娠してしまうと、お母さんだけでなく赤ちゃんも栄養不足になってしまいます。

おなかの赤ちゃんには、お母さんから優先的に鉄をもらう仕組みが備わっています。そのため、貧血になったり心臓肥大を引き起こすなど、お母さんの体にダメージが出やすいのです。もちろん、赤ちゃんにとっても鉄欠乏は深刻。鉄欠乏により栄養がいきわたらないと、低体重や未熟児で生まれる可能性があります。

通常、貧血の診断基準としては、赤血球中のヘモグロビンが使われますが、赤血球中の鉄はよほど鉄欠乏が進行しない限り減りません。そのため、栄養セラピーでは貯蔵鉄であるフェリチンに注目します。そうすることによって、早い段階から鉄欠乏に気づくことができるのです。

先ほど述べた不調のほか、髪の毛がよく抜ける、あざができやすい、朝起きるのがつらいといった症状のある方は、鉄欠乏の可能性があります。

フェリチンの測定により、かなり早い段階でさまざまな体調不良の原因である鉄欠乏を見つけることができます。フェリチンは通常の健康診断などでは数値は出てきませんので、気になる方は個人的に病院で検査してもらうとよいでしょう。

鉄は“貯金”からまず減っていく

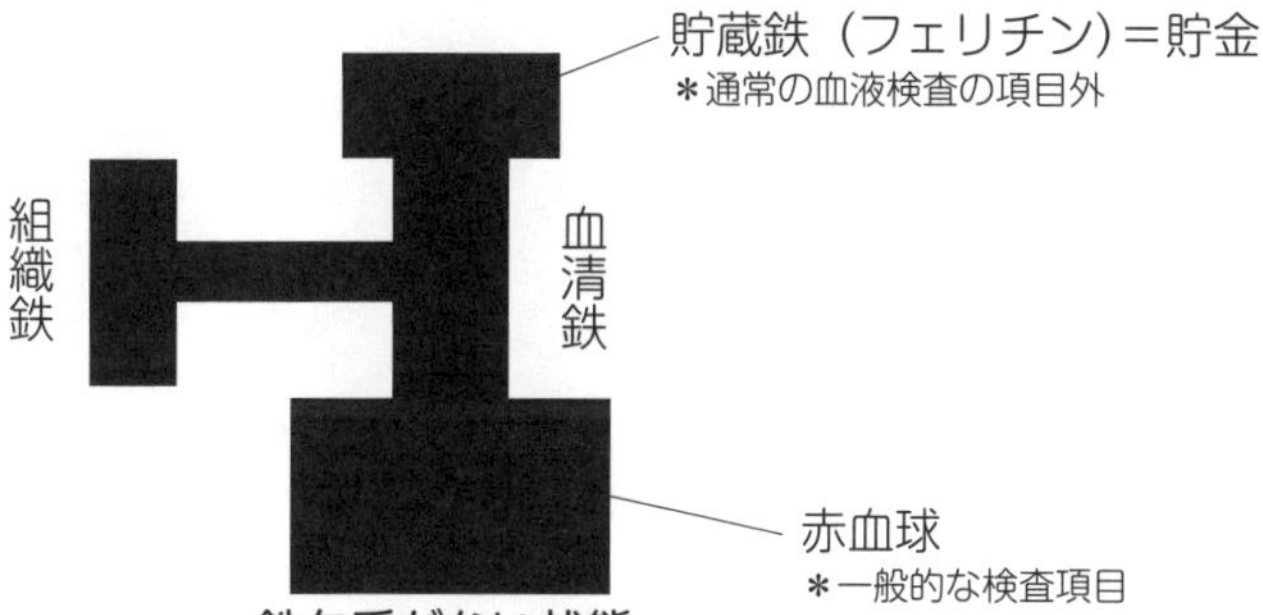

鉄欠乏がない状態

鉄の状態	一般的な検査項目（ヘモグロビンなど）	フェリチンでの診断
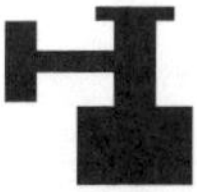	貧血なし	潜在性鉄欠乏
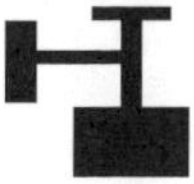	貧血なし	
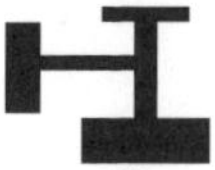	軽度貧血	貧血
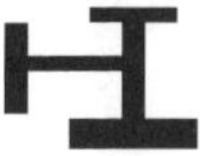	貧血	

一般的な検査項目である赤血球はなかなか減らないため、鉄欠乏による貧血は発見されにくい。

3 亜鉛

赤ちゃんの成長に
不可欠な栄養

亜鉛を含む食べ物
牡蠣《かき》、和牛赤身、ラム肩身肉、豚レバー、スルメ、ウナギ蒲焼、イイダコ

「粉ミルクよりも母乳がいい」というのは誰もが知るところですが、その理由は母乳に含まれている栄養分にあります。とくに出産後数日のあいだに出る初乳には、赤ちゃんに必要な栄養がたくさん入っています。

なかでも注目したいのは亜鉛。初乳には、出産後3カ月を過ぎた母乳の、なんと8倍もの量が含まれています。そのくらい、亜鉛は赤ちゃんの成長にとって大切なものなのです。

亜鉛の吸収は、おなかのなかからはじまっています。赤ちゃんは28週目以降、急速に亜鉛を吸収しはじめます。このときお母さんの体に亜鉛欠乏があれば、当然赤ちゃんも亜鉛欠乏になってしまいます。

妊娠時にも亜鉛は欠かせません。おなかに宿った赤ちゃんは、1つの細胞を2つに、

2つの細胞を4つにと細胞分裂を繰り返して、どんどん大きくなっていきます。亜鉛には、この細胞分裂を促す働きがあるのです。

そのため、お母さんの体に亜鉛欠乏があると、赤ちゃんの細胞分裂がうまくいかず、低体重、低身長、皮膚が弱くなるといった影響が出てきてしまいます。

また、亜鉛は鉄同様、粘膜をつくる材料になります。粘膜をつくるという点では、子宮のベッドメイキングのためにも亜鉛は不可欠。赤ちゃんにとって居心地のいい環境をととのえ、おなかのなかで元気に育ってもらうためにも、日頃から亜鉛は積極的にとることをおすすめします

亜鉛には皮膚を守る働きもありますから、赤ちゃんのアトピー性皮膚炎を防ぐためにも有効です。初乳には亜鉛が多く含まれているというお話をしましたが、私の知る限り、母乳育児の赤ちゃんは、アトピーになりにくい傾向があります。

子どもが3人いるお母さんから聞いた話ですが、1人目と3人目のお子さんを産んだときは母乳の出が悪く、粉ミルクで育てたそうです。一方、2人目のお子さんは母乳で育てました。成長して、1人目と3人目のお子さんはアトピーになりましたが、2人目のお子さんは皮膚が丈夫でトラブルもほとんどないとのことです。

もちろん粉ミルクにも亜鉛は含まれていますが、母乳の比ではありません。母乳、とくに初乳を飲ませてあげましょう。

亜鉛欠乏のサインとしては、肌荒れがあったり、虫刺されの跡がなかなか消えない、傷の治りが遅い、などがあります。

また、重度の亜鉛欠乏になると、濃い味付けのものを好んだり、食べ物の味がわからなくなる、といった味覚障害が出てきます。家族から、つくった料理の味が濃いと指摘されて、亜鉛欠乏に気づく方もいるようです。

なぜ亜鉛欠乏で味覚障害になるのかは、亜鉛の細胞分裂を促す働きとかかわっています。口のなかで味を感じる味覚細胞は短い周期で入れ替わっているのですが、新しい細胞をつくろうとするとき亜鉛が足りないと細胞がうまくつくられません。その結果、味を感じることができなくなってしまうのです。

いずれの症状も亜鉛をとることで改善されます。ただし、おなかの赤ちゃんの場合は別。妊娠初期の亜鉛は赤ちゃんの成長にかかわりますので、いつ妊娠してもいいように、今からしっかりとっておきましょう。

4 ビタミンB群

妊娠初期〜授乳期まで大活躍

ビタミンB_1、B_2、B_6、B_{12}、ナイアシン、パントテン酸、葉酸、ビオチンをまとめてビタミンB群といいます。それぞれのビタミンが相互に協力し合って働くため、まとめて扱われることが多いのです。

なかでも妊娠にかかわる栄養として重要なのは、葉酸とB_{12}、ビオチン、B_6です。

葉酸については、2000年に厚生労働省が、全国の都道府県、医師会に対し、妊娠可能な全女性に葉酸の積極的な摂取を呼びかけるように、との勧告を出しました。妊娠してからではなく、妊娠可能な全女性というところがポイントです。

葉酸には、赤ちゃんの脳の発育を助けたり、神経をつくる働きがあります。そのため、脳がつくられるときに葉酸は不可欠です。

では、赤ちゃんの脳がいつできるのかというと、なんと妊娠6週目までに脳の神経

ビタミンB群を含む食べ物
葉酸：菜の花、鶏レバー
B_{12}：鶏レバー、牡蠣
B_6：鰹、鮭

がほぼできあがってしまうのです。

6週目といったら、妊娠して1カ月半くらいの頃。妊娠したことに気づいていない方もいるでしょう。けれどもこの時期に葉酸欠乏があると、赤ちゃんの脳の発育に影響を与えてしまうのです。

それだけではありません。葉酸欠乏は神経管閉鎖障害の発症リスクも高めます。神経管閉鎖障害とは、脳や脊髄がうまくつくられず、管の形にならないことが原因で起こります。二分脊椎や無脳症などもこれに含まれます。日本では、神経管閉鎖障害は1万人に6人の割合で発生しているという報告もあります。

このように、妊娠初期には葉酸が不可欠です。赤ちゃんのために、妊娠前から積極的にとるようにしましょう。

ちなみに、厚生労働省では妊娠を望む女性に1日0・4㎎の葉酸をとることをすすめています。また、ビタミンB_{12}は葉酸を働かせるのに欠かせない栄養です。葉酸とB_{12}はセットでとるようにしてください。

同様に、ビオチンも妊娠初期にぜひともとっておきたい栄養です。ビオチンは腸内細菌によってつくられるため欠乏症の心配がないとされてきましたが、欠乏するケースがあることがわかってきました。

動物実験の結果ですが、妊娠中にビオチンが欠乏すると奇形が起きるという報告もあります。ビオチンをとりすぎることによる副作用はありませんから、とっておくに越したことはありません。

もうひとつおすすめしたいのがビタミンB_6。妊娠中、つわりに悩まされる方は多いと思いますが、B_6はつわり予防に効果的なのです。

つわりに悩まされている方はB_6欠乏の場合が多く、B_6をとってもらうとつわりが改善するケースがよくあります。つわりは早い人で妊娠3～4カ月から起こってきますが、この時期は赤ちゃんがどんどん大きくなっていくので、お母さんが食べられなくなると赤ちゃんも栄養不足になってしまいます。予防のためにもB_6をとることをおすすめします。

B_6は脳の神経伝達物質の原料としても重要で、不足すると落ち着きがなくなったり、イライラしたりします。授乳中のお母さんがB_6欠乏になると、母乳に含まれるB_6も減ってしまうため、赤ちゃんの落ち着きがなくなったり、夜泣きが激しくなることもあるようです。一方、授乳中のお母さんにB_6欠乏がないと、赤ちゃんは夜もすやすや眠ってくれて、子育てがとても楽だという話をよく聞きます。

このように、B_6はお母さんと赤ちゃんのメンタル面でも役立ってくれるのです。

ちなみに、イギリスでは生理痛やＰＭＳのとき、ビタミンB_6が使われることもあるようです。実際、B_6をとっている方のなかには、生理痛が軽くなったと感じる方も多くいます。

なお、つわりがひどく食べられない方は、ブドウ糖を点滴することがあります。そのようなときはビタミンB_1も合わせてとっていただきたいと思います。糖を体に吸収する際、B_1が必要になるからです。

栄養セラピーを実践している方は、妊娠中つわりが軽い、あるいはないことがほとんどです。そのため、私たちはつわりは栄養不足のサインなのではないかと考えています。

「つわりになる→食べられない→栄養不足になる→もっとつわりがひどくなる」という悪循環に陥らないためにも、日頃から意識して栄養をとりたいものです。

5 ビタミンE

別名「妊娠ビタミン」は女性の味方

ビタミンEを含む食べ物
アーモンド、ニジマス、ヘーゼルナッツ、ウナギ蒲焼、西洋カボチャ、鮎、落花生、アボカド

アンチエイジング効果があるとしてよく知られているビタミンEは、そのものずばり、「妊娠ビタミン」と呼ばれています。その効果は、妊娠体質をつくるだけにとどまりません。妊娠中、そして出産後も、お母さんと赤ちゃんをサポートしてくれる働きがあるのです。

そもそも、ビタミンEは抗不妊作用があるとして1922年に発見されました。脱脂粉乳で育てていたラットが不妊になってしまうことがわかり、その原因をつきとめるべく、さまざまなものをラットに食べさせて、妊娠するかどうかを調べました。その過程で発見されたのが、ビタミンEというわけです。

まず、妊娠体質をつくる作用として、排卵の促進、卵巣重量の増加、ホルモン調節などがあげられます。月経周期を正常にする働きもあるので、生理がこない、きても

無排卵といった月経異常の方の治療にも使われています。

ビタミンEには血流をよくする効果もありますので、妊娠時には、胎盤の血流を促進してくれます。そのため、赤ちゃんに十分酸素や栄養が届くようになります。また、出産時には、赤ちゃんが産道を通るあいだの酸欠を予防する働きがあります。

ホルモン調節作用と乳腺の血流促進作用で、母乳の出をよくする効果も期待できます。母乳の出をよくしたいという方にもおすすめです。

このように、妊娠前から授乳中まで、お母さんと赤ちゃんの強い味方になってくれる栄養なのです。

もうひとつ見逃せないのが、ビタミンEの抗酸化作用です。

酸化＝体のサビであることは、すでに述べた通りです。そして長く生きていればいるほど、酸化は進んでいきます。このサビが脳や血管、内臓にどんどんたまっていくこと＝老化というわけです。

サビがたまるのは、脳や血管だけではありません。卵子にもサビがたまっていくのです。そのとき卵子のサビをとってくれるのがビタミンE。卵子のアンチエイジングのためにも、35歳を過ぎた方にはとくにおすすめしたい栄養です。

6 ビタミンA

ふかふかベッドメイキングはこれで完成！

ビタミンAを含む食べ物

鶏レバー、豚レバー、アンコウ肝、ウナギ蒲焼・肝、銀ダラ、モロヘイヤ、牛レバー、西洋カボチャ

これまで、「妊娠体質をつくるためには子宮のベッドメイキングが大事」と何度もお話ししてきましたが、ビタミンAにも子宮環境をととのえる働きがあります。赤ちゃんがほしいと思ったら、ぜひともとっていただきたい栄養です。

ビタミンAは細胞の増殖や分化、とくに骨や神経系の分化や形態形成に深くかかわっています。胎児期は活発な細胞の分裂と分化がおこなわれているので、出生後よりもより多くのビタミンAが必要な期間となります。そのため、ほかの栄養素が十分であってもビタミンAの欠乏で赤ちゃんの成長に影響が出やすくなり、粘膜が弱くなって感染症になりやすいという報告もあります。

一方で、ビタミンAの過剰摂取を心配する声もよく聞きます。たしかに、ビタミンAの誘導体（ビタミンAの構造を変えたもの）やビタミンAの異性体（化学合成によ

って一定割合で生じる自然界には存在しないビタミンA）には、催《さい》奇形性のあるものが報告されています。

皮膚角化症や乾癬《かんせん》治療に使うビタミンA誘導体（etretinate）やニキビ治療に用いられるビタミンA誘導体（isotretinoin）は、妊娠中はもちろん妊娠前に用いられるのも禁忌とされています。また医薬品であるビタミン剤も合成のビタミンAを含んでおり、大量投与は控えることになっています。

ですが、自然界に存在するビタミンA＝天然のビタミンAには催奇形性はないと考えられているのです。一方で医薬品としてのビタミンAやサプリメントのなかには合成のビタミンAを含む場合が多く、その服用には注意が必要です。

妊婦さんの多くはビタミンAが不足している状態であり、ビタミンA欠乏により赤ちゃんにトラブルが発症する可能性があることから、アメリカでは妊婦さんは積極的にビタミンAの摂取を必要とするというまったく異なる内容も報告されています。ビタミンAは積極的に摂取していただきたいのですが、摂取には注意が必要です。ビタミンAを摂取する場合は、天然の食品から、または天然の食品を原料とした良質のサプリメントからとることをおすすめします。

7 カルシウム

赤ちゃんにプレゼントする準備をしよう

カルシウムを含む食べ物
田作り、干しエビ、ドジョウ、エメンタールチーズ、ワカサギ、ヨーグルト、プロセスチーズ、牛乳

骨や歯の材料はカルシウムだということは、みなさんよくご存じだと思います。そのため、意識的にカルシウムをとっている方は多いようです。

カルシウムは赤ちゃんの発育にとっても欠かせません。おなかの赤ちゃんは、お母さんから30gものカルシウムをもらって生まれてきます。出産後は授乳を通して毎日210㎎のカルシウムをもらっています。その分補充しておかないと、当然お母さんはカルシウム欠乏になってしまいます。

実際、出産回数が増えるにつれて、骨粗しょう症の発生率も増えるというデータもあります。

しかしそれも栄養セラピーで解決できます。妊娠に備えて、今からカルシウムをたくわえていきましょう。

カルシウムは骨や歯をつくるほかに、自律神経の調整、筋肉や毛細血管の収縮・弛緩ともかかわっています。妊娠中に足がつったり、けいれんする方がいますが、これはカルシウムの欠乏症状です。また、「イライラはカルシウム不足」といわれるように、メンタル面にも影響を与えます。

このようにとても大切な働きをするカルシウムですが、単にたくさんとればいいのかというと、そうではないのです。

コツは、マグネシウムと一緒にとること。カルシウムとマグネシウムは「ブラザーミネラル」と呼ばれ、いわば兄弟の関係。カルシウムの吸収にはマグネシウムが欠かせません。両者のバランスとしては、1対1が理想です。食事をとるときは、カルシウムと同時にマグネシウムもとるよう心がけてください。

成人女性に必要な最低限のカルシウム量は1日600㎎です。赤ちゃんに十分なカルシウムを与え、なおかつお母さんがカルシウム不足にならないためには、妊娠中には900㎎、授乳中には1100㎎はとっていただきたいと思います。

4章

この食べ方で、今日から妊娠体質になる！

「小さく産んで大きく育てる」は間違いです

「これだけたくさんの栄養をとろうとすると、太りすぎになるんじゃないの？」

そんな心配をされている方もいるかもしれませんね。

もちろん、妊娠中の太りすぎはよくありません。妊娠中にお母さんが太りすぎると、妊娠高血圧症候群や妊娠時糖尿病のリスクが高まります。

しかし、やせすぎもよくないのです。お母さんが低栄養状態になると、当然赤ちゃんの出生体重も少なくなってしまいます。

日本人の出生体重は減少傾向にあります。1980年には男の子で3230g、女の子で3140gあった平均体重が、2003年には男の子が3060g、女の子が2980gと減ってきているのです。このような傾向が見られるのは、先進諸国では日本だけです。

「小さく産んで大きく育てるのがいい」

ということがいわれているようですが、この風潮は妊娠高血圧症候群の予防というより、妊娠中でも太りたくないというダイエット願望の現れのような気がしてなりません。

小さく産んでもいいことはありません。むしろ、赤ちゃんの低体重には、さまざまな問題があることがわかっています。

今から20年以上も前に、イギリスの疫学者バーカーは「成人病胎児期発症説」を唱えました。低体重で生まれた赤ちゃんは、大きくなってから生活習慣病になるリスクが高まるというのです。

また、新潟大学の内山聖教授も、低体重で生まれた子どもほど将来高血圧や心筋梗塞になりやすい、小さく生まれて大きく育った子どもほど、若年時より血圧が高い傾向があると述べています。胎児期に栄養が不十分だと、腎臓で尿をつくるネフロンという構造が減ってしまい、高血圧になりやすいというのがその理由です。

それだけではありません。お母さんが妊娠中に低たんぱくだった場合、生まれてきた赤ちゃんの生殖機能の発達を妨げる可能性があるという報告もあるのです。これはラットを使った順天堂大学の実験ですが、人間の場合も可能性はゼロとはいえません。

お母さんの食べ方が、赤ちゃん自身の妊娠体質にも影響を与えてしまうかもしれないのです。

赤ちゃんの健康は、お母さんのおなかにいるときからはじまっています。そして、それには栄養が深くかかわっています。

おなかの赤ちゃんはお母さんが食べた物からでしか、栄養をとることはできません。お母さんが食べない物は、それがどんなに赤ちゃんに必要な物であっても、とることができないのです。だからこそ、「しっかり食べる」ことを心がけていただきたいと思います。

ただし、それにはコツがあります。

私が妊婦さんに「しっかり食べてくださいね」というと、たいていの方はご飯をたくさん食べるようにしたり、今まで1枚だったトーストを2枚に増やせばいいと考えるようです。しかしそれでは、カロリーが増えるだけで、栄養は増えません。それは太る食べ方です。

ではこれから、栄養をとりながら太らない体になる、具体的な食べ方のコツをお教えしていきましょう。

まずは太る原因・糖質を減らしましょう

あなたは、太る理由は、脂肪（脂質）にあると思っていませんか？

しかし、これまで述べてきたように、最大の原因は糖質にあります。「過剰な糖質」といってもいいかもしれません。

たしかに、糖質は体のエネルギーになりますから、必要ではあります。問題は、それほどエネルギーが必要ないのに、糖質をとりすぎてしまうことにあります。

ご飯やパン、麺類といった主食、お菓子やジュースなどの甘い物には、たくさんの糖質が含まれています。そして、体を動かす機会が少ない一方で、これらをたくさん食べてはいないでしょうか。とくに運動をしておらず、家事や仕事で体を動かすといった程度の方は、エネルギー消費が少ないため、糖質はそれほど必要ないのです。

2章でも述べましたが、糖質はエネルギーとして使われないと、脂肪として体にたくわえられやすくなります。糖質をとると、血糖値は急激に上がります。するとそれを下げようとして、インスリンが出てきます。インスリンには脂肪をためこむ性質があるので、その結果太りやすくなります。

インスリンを出さないようにするためには、なるべく血糖値が上がらない食事、つまり糖質を控えるのがいちばん。ところが、私たちがこのようにアドバイスすると、このようにいう方もいます。

「砂糖は脳のエネルギーだから、糖質は必要なんじゃないの?」

砂糖＝糖質＝脳のエネルギーだから、脳のために必要だというのです。また、チョコレートなどの甘い物を食べると、頭がスッキリすると思っている方もいます。

しかし正確にいえば、脳の栄養は〝血液中のブドウ糖〟。砂糖ではありません。ブドウ糖はもちろん糖質にも含まれていますが、脂質やたんぱく質を代謝（食べ物が消化・吸収されて体内で利用されたのち排泄されるまでの過程）する際にも発生します。だから、糖質を制限しても、脂質やたんぱく質をしっかり食べていれば、脳が栄養不足になることはないのです。

それよりも、糖質が急激に血糖値を上げることのほうが問題です。次ページの図を見てください。糖質は血糖値を急上昇させますが、たんぱく質は、その上昇カーブが

食べた物が血糖に変わる時間と割合

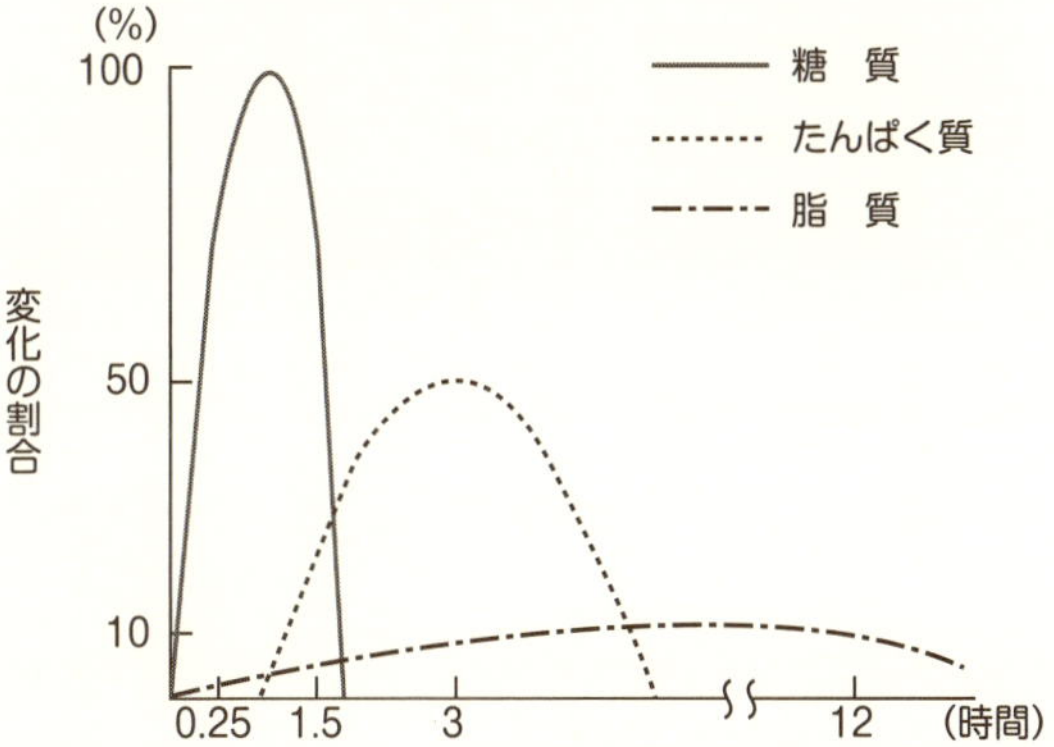

『糖尿病教室パーフェクトガイド』アメリカ糖尿病学会、池田義雄（監訳）、医歯薬出版

ゆるやかで、下がるのもゆるやかなのです。

また、脂肪も、血糖値の変化は非常にゆるやかです。ですから、脂質を制限するよりも、糖質を制限したほうがいいのです。

妊娠体質をつくる食べ方のポイントは、食べる量を減らすのではなく、糖質を減らすことです。妊娠するためには太りすぎもやせすぎもよくないとお話ししましたが、糖質を制限する食べ方は、ダイエットとしても役立ちます。もちろん、食べないダイエットと違って、食欲を我慢したり、体が栄養不足になることはありません。

私（定）は栄養セラピーを使ったダイエット指導もしているのですが、糖質を控えている方は、ダイエットも成功しやすくなります。

食べる「順番」を変えるだけでも効果あり！

ここまで読まれた方は、

「じゃあ、ご飯やパンはまったく食べちゃいけないの？」

と思われるかもしれません。

大丈夫。糖質をゼロにする必要はありません。糖質の問題点は血糖値を急激に上げることにあります。だから、血糖値をなるべく上げない食べ方をすれば、ご飯やパンを食べてもＯＫ。

それには、食べる「順番」を変えることです。

そんな簡単なことでいいの？　とびっくりされるかもしれませんが、実はこれだけでも効果絶大なのです。

そのとき目安になるのが、食べ物のＧＩ値です。１章でもお話ししましたが、ＧＩ値は、ブドウ糖を１００とした場合、血糖値がどれくらいのスピードで上がるかを示したものです。

ＧＩ値が大きいほど、血糖値が急激に上がるということになります。反対に、ＧＩ値が小さいほど、血糖値の上昇がゆるやかになります。

ですので、食事をとる際は、ＧＩ値の低い物から順に食べるのがポイントです。順番としては、食物繊維→たんぱく質→糖質（炭水化物）となります。

和定食の場合、「いただきます」のあと、まずご飯に手をつけ、「おかず→みそ汁」と食べ進む方が多いのではないでしょうか。この順番を、「みそ汁→おかず→ご飯」に変えるだけでいいのです。

野菜などの食物繊維には血糖の吸収をゆるやかにする効果があります。まずＧＩ値の低い物を食べて、徐々に血糖値を上げていく。ＧＩ値の高い物はなるべくあとで食べるようにします。このようにすれば、血糖値が急激に上がることはありません。

もちろん、早食いにならないよう、よく噛みながらゆっくり食べることも、血糖値の急上昇を防ぐことにつながります。

先ほど、糖質制限食をおすすめしましたが、ＧＩ値はメニューを決める際の参考にもなります。同じ麺類を選ぶのでも、うどんよりそばにする、といった具合です。

目安としては、60以下なら青信号、60以上なら黄色信号、70以上は赤信号です。とはいえ、いつも60以下のものばかり食べるのは難しいでしょうから、食べる順番を意識することで、血糖値を急激に上げないようにしてください。

なお、調味料にも注意が必要です。砂糖だけでなく、ケチャップやたれといった甘い物には糖分がたくさん含まれています。味付けは、塩コショウやしょうゆ、ぽん酢などがおすすめです。

では、ここでクイズです。お肉を食べる際、すき焼きとしゃぶしゃぶでは、どちらがいいでしょうか?

正解はしゃぶしゃぶ。

すき焼きのたれには糖分が多いからです。しゃぶしゃぶは、お湯に肉をくぐらせることによって脂肪も落ちるというメリットもあります。

ただし、しゃぶしゃぶのつけだれは、ゴマだれではなくぽん酢を選んでください。ゴマだれも糖分が多いため、避けるようにしましょう。

もちろん、しめのうどんは我慢してくださいね。どうしても、という場合には、緑豆はるさめならＧＩ値も26と低いのでＯＫです。

おもな食べ物のＧＩ値

なるべく60以下のものを選ぶようにしましょう。
また、ＧＩ値の低い物→高い物の順で食べましょう。

60以下：青信号　61〜70：黄色信号　71以上：赤信号

食品	GI値
餅	85
精白米	84
胚芽米	70
玄米（五分突き）	58
玄米	56
食パン	91
ライ麦パン	58
全粒粉パン	50
うどん	80
そうめん	68
スパゲティ	65
十割そば(そば粉100%)	59
肉類	45〜49
魚介類	40前後
豆腐	42
納豆	33
チーズ	35
卵	30
牛乳	25

食品	GI値
プレーンヨーグルト	25
じゃがいも	90
さつまいも	55
とうもろこし	70
バナナ	55
トマト	30
キュウリ	23
キャンディ	108
菓子パン	95
チョコレート	91
アーモンド	30
ピーナッツ	28
コーヒー	16
緑茶	10
紅茶	10
白砂糖	110
黒砂糖	99
はちみつ	88
みりん	15

＊ブドウ糖を100とした場合

白い物はなるべく避けよう

前ページのＧＩ値の図を見て、ある共通点に気づいた方はいらっしゃるでしょうか。白砂糖、白米、食パン……といったＧＩ値の高い食べ物には、「白い物」が多いのです。このような白い食べ物は、精製された食品です。

たとえばお米。精製していないお米は玄米といわれ、茶色をしています。これを精製すると、白米になります。これは、砂糖や小麦も同じ。もとは同じ食べ物でも、精製された物のほうがＧＩ値が高くなるのです。

一つひとつの食べ物のＧＩ値を暗記するは大変ですから、「白い物より茶色い物を食べる」と覚えておくとよいでしょう。

また、砂糖は、黒砂糖や三温糖といった精製度の低い物でも、ＧＩ値が非常に高いのです。甘みをつけたいなら、キシリトールやエリスリトールなどを少量使うようにしてください。

「1日3食」よりも「1日5食」のススメ

「三度の食事」といわれるように、食事は1日3食という考え方が一般的ですが、女性の場合、ダイエットや朝食べる時間がないため、1日2食という方も多いようです。

しかし、実はこれこそが太りやすく、妊娠体質を遠ざける食べ方だといったら驚かれるでしょうか。

わかりやすい例が、おすもうさんです。体を大きくするよう意識している彼らの食生活は1日2食です。

食事と食事の間隔が長いと、その分太りやすくなります。これには血糖値が関係しています。

血糖値は食事をとると上がり、その後だんだん下がっていきます。食事の間隔が短ければ、血糖値のアップダウンはゆるやかです。しかし食事の間隔が長いと、血糖値のアップダウンは激しくなります。

先ほど血糖値が急激に上がると脂肪がたくわえられやすくなると述べましたが、食事の間隔があきすぎることは、次の食事による血糖値の急上昇を招きます。朝食抜きは、かえって昼食時に急激に血糖値を上げてしまいます。少しでもいいので、朝食は必ず食べるようにしましょう。

また、忙しい朝は、トーストしたパンにコーヒーなど、どうしても洋食になりがち。しかし、私たちはあえて和食をおすすめします。理想はご飯に焼き魚、納豆、卵といったたんぱく質のとれるおかず、みそ汁です。みそ汁を具だくさんにすれば、それだけたくさんの栄養をとれるというメリットもあります。

では、こうして1日3食食べればいいかというと、そうではありません。栄養セラピーでは朝食、昼食、夕食に加え、朝食と昼食のあいだ、昼食と夕食のあいだにも軽く食べることをすすめています。1日5食にすることによって食事の間隔が短くなり、血糖値の急上昇を防ぎ、コントロールしやすくなります。

「10時と3時のおやつは欠かせない！」という方には、うれしいお話ではないでしょうか。

ただし、間食する際は、血糖値を急激に上げる甘いお菓子は厳禁。フルーツもＯＫ

ですが、なるべく糖度の低い物を選んでください。無糖ヨーグルトに加えて食べるのもいいでしょう。ナッツ、チーズ、ゆで卵もおすすめです。

おやつや軽食を買うために、コンビニを利用する方も多いと思います。ここで栄養セラピー的コンビニ活用術をお教えしましょう。

・おやつを買うときは、チョコレートやお菓子の棚には行かない
・糖類の多いジュースではなく、砂糖不使用の野菜ジュースにする
・小腹がすいたときは、ゆで卵やナッツ類、チーズを選ぶ
・おにぎりや菓子パンなどの単品ですませずに、みそ汁やお惣菜も一緒に買う
・幕の内弁当やミックスサンドなど、なるべく使っている食材の多いメニューを選ぶ

いかかですか？　お菓子やパン、おにぎりなど、GI値の高いものが多いコンビニでも、工夫次第では妊娠体質をつくるのに役立ちます。おなかがすいたときは上手にコンビニを活用しましょう。

食べすぎた！ をなかったことにする方法

白米は避ける、砂糖を使った甘いお菓子は我慢する……そうはいっても食べたくなることってありますよね。

そんなときの〝奥の手〟を伝授しましょう。

それは、食後すぐに歩くこと。時間は20〜30分程度が目安です。

軽い運動には、血糖値を下げる効果があります。「腹ごなし」という言葉がありますが、血糖値が上がっている食後に歩くと血糖値が下がります。その分インスリンが節約できますので、脂肪をため込みにくくなり、体重コントロールがしやすくなるのです。

もちろん、普段から体を動かしておくことも大切です。

じっとしている状態でも消費しているエネルギーのことを基礎代謝といいますが、これには筋肉が関係しています。基礎代謝は筋肉で約40％消費されるため、筋肉量が増えると、消費するエネルギーが増えるのです。スポーツ選手がたくさん食べても太らない理由はそこにあります。

基礎代謝は年齢とともに下がっていくため、同じような食生活をしていても、年々太りやすくなっていきます。それを防ぐためには、日頃から運動して、食べたものがエネルギーとして消費されるよう筋肉量を増やすことが大切です。

それほど激しい運動をする必要はありません。駅ではエレベーターやエスカレーターは使わずに階段を使う、ちょっとした距離ならタクシーを使わず徒歩で移動する。このようなことを心がけるだけでも、体は変わっていきます。

食後歩くことは、血糖値を下げるだけでなく、筋肉をつくることにもつながりますので、一石二鳥。

ランチに出たらわざと遠回りして戻るようにする、買い物に行くなら食後の散歩を兼ねて出かけるようにするなど、短い時間でも歩く工夫をしてみてください。

なお、1日の総摂取カロリーは、朝食>昼食>夕食となるようにするのが、太りにくい食べ方のポイントです。夜食（とくに夜寝る前）は食べた物がエネルギーとして使われず、脂肪になりやすいため、注意が必要です。

たんぱく質を効率的にとるにはコツがある！

糖質を控える一方で、ぜひともとっていただきたい栄養があります。それがたんぱく質です。

先ほど、妊娠体質をつくるための1日のたんぱく質の必要量は、体重1kg当たり1〜1・5g、体重50kgならば75〜100gと述べました。では、100gの肉を食べたら100gのたんぱく質がとれるかというと、そうではないのです。どの栄養にもいえることですが、その食材に含まれる量だけではなく、いかに体に吸収されるかを考える必要があります。

たんぱく質には、豆腐や豆類などの植物性、肉や魚、卵などの動物性がありますが、体に吸収されやすいのは断然動物性です。

植物性のものばかり食べていると代謝効率が悪いため、たんぱく欠乏を招く可能性があります。動物性のものをなるべく控えることをすすめる食事法もありますが、妊娠体質をつくるためには、やはり動物性たんぱく質がとくに必要です。

さらに、効率よくたんぱく質をとるために知っておいていただきたいのが、「プロテインスコア」です。

たんぱく質は20種類のアミノ酸からできています。プロテインスコアとは、食べ物のなかにどれだけバランスよくアミノ酸が含まれているかを示す値をいいます。１００に近いほど、アミノ酸のバランスがいいということになります。

たとえば牛肉１００ｇには20ｇのたんぱく質が含まれていますが、プロテインスコアをかけあわせると、16ｇということになります。

さらに注意したいのが、肉や魚のアミノ酸量は加熱することによってほぼ半減してしまうということ。それを考慮したうえで、たんぱく質の量を確保することが大切です。火を通さずに、刺身として食べるのもよいでしょう。

たんぱく質をとるためには、何といっても卵がおすすめです。卵は加熱してもアミノ酸量はそれほど減りません。毎日２個くらいは卵を食べましょう。

ちなみに卵のプロテインスコアが１００なのに対し、豆腐は51。約半分しかありませんから、栄養バランスで見れば断然卵に軍配が上がります。

なかには、コレステロールを気にして卵を食べないようにしている方もいるかもしれません。しかし、114ページで説明したように、卵を食べてもコレステロール値にはそれほど影響しませんので、安心してもっと積極的に食べていただきたいと思います。

植物性たんぱく質の食べ物でも、動物性たんぱく質の食べ物と組み合わせれば、栄養価はぐんと高くなります。料理をするとき、メニューを考えるときに意識してみてください。

たとえば、冷奴にかつおぶしや肉みそをのせれば、栄養価がアップするだけでなく、一層おいしく食べられます。

豆腐に豚肉、卵が入ったゴーヤチャンプルーなどは、いろいろな種類のたんぱく質がとれるのでいいですね。丼物にするなら、生卵をトッピングするのもいいアイデアです。

知っておきたいたんぱく質のプロテインスコア

●どれだけ食べたらどれだけとれる？

木綿豆腐(半丁) 150g	=	たんぱく質 9.9g	×	プロテインスコア 0.67			=	6.6g
生　卵 1個	=	たんぱく質 6.5g	×	プロテインスコア 1.00			=	6.5g
牛　肉 100g	=	たんぱく質 20g	×	プロテインスコア 0.8	×	1/2（加熱処理で半減する）	=	8g

●食べ物のプロテインスコア

鶏卵(全卵生)	100
鶏レバー	93
牛乳(生乳)	85
精白米	81
牛　肉	80
鯵(生)	78

鮭(生)	78
木綿豆腐	67
アサリ	66
小麦粉	56
トマト	51
ほうれん草	41

食事の主役は、ご飯ではなくおかずです

妊娠体質をつくる食べ方をひとことでいえば「高たんぱく・低糖質」ということになります。具体的に1日にたんぱく質をどれだけとっていただきたいかというと、肉、魚、卵、豆・豆製品を、それぞれ手のひら1つ分が目安です。

手のひら1つにのる量は、肉や魚なら約100g、卵なら1〜2個、大豆食品なら豆腐半丁と納豆100gに相当します。

では、「今日は焼き肉だから、たんぱく質をまとめてとっておこう」といった具合に、食べられるときにガッツリ食べればいいかというと、そうではないのです。

たんぱく質は〝貯金〟できないため、毎日こまめにとる必要があります。

体や脳はつねにたんぱく質を必要としていますから、材料が切れてしまえば、いろいろなところに影響が出てきてしまいます。体を形づくっているのはたんぱく質ですし、脳の神経伝達物質もたんぱく質が材料になっています。もちろん、赤ちゃんの体

をつくるためにも欠かせません。だからこそ、日々の食生活のなかでコンスタントにとる必要があります。

そうはいっても、こんなにたくさん食べられない──そんな方におすすめしたいのが、主食を最後に食べることです。これは、GI値を上げない食べ方という点でも、理にかなっています。ちなみに、懐石料理でもご飯が出てくるのはいちばん最後です。

主食を控えた分、おかずはたんぱく質中心にして、しっかりとります。

ご飯やパン、パスタなど、主食と呼ばれるものは、食事の主役であり、たくさん食べなければならないと思っている方が多いようですが、そうではありません。これらの主食は糖質が多いので、むしろ控えめにしたほうがいいのです。

先ほども述べたように、糖質は脂質、たんぱく質を食べていればとることができます。むしろ今の日本人女性はたんぱく質不足ですから、主食を減らしてでもたんぱく質を食べていただきたいのです。

具体的にどのくらいのバランスで食べればいいのか、外食する際のご飯とおかずのバランスをまとめました。自宅で料理する際も、このバランスを参考にしてください。

1日のたんぱく質摂取量の目安

肉、魚、卵、豆類をそれぞれ手のひら1つ分ずつとりましょう。

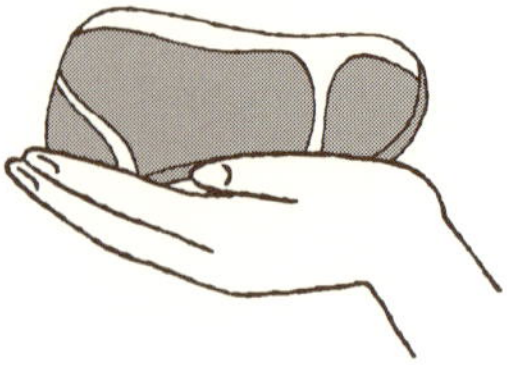

肉…約100g

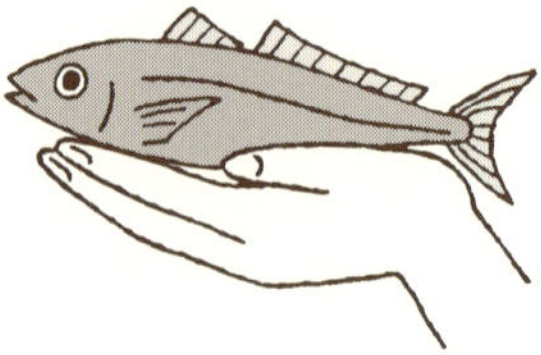

魚…約100g

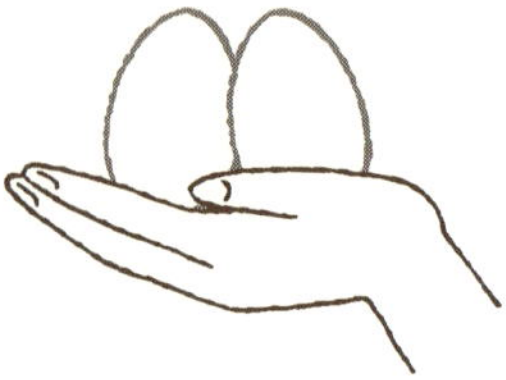

卵…1～2個

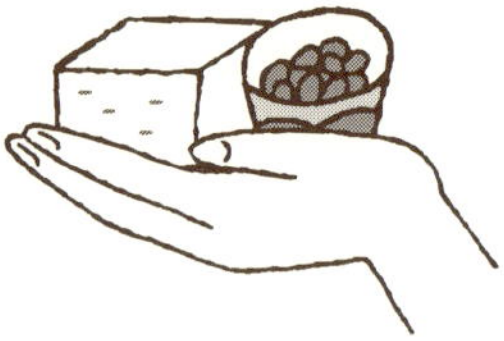

豆類…豆腐½＋納豆100g

外食時の主食とおかずのバランス

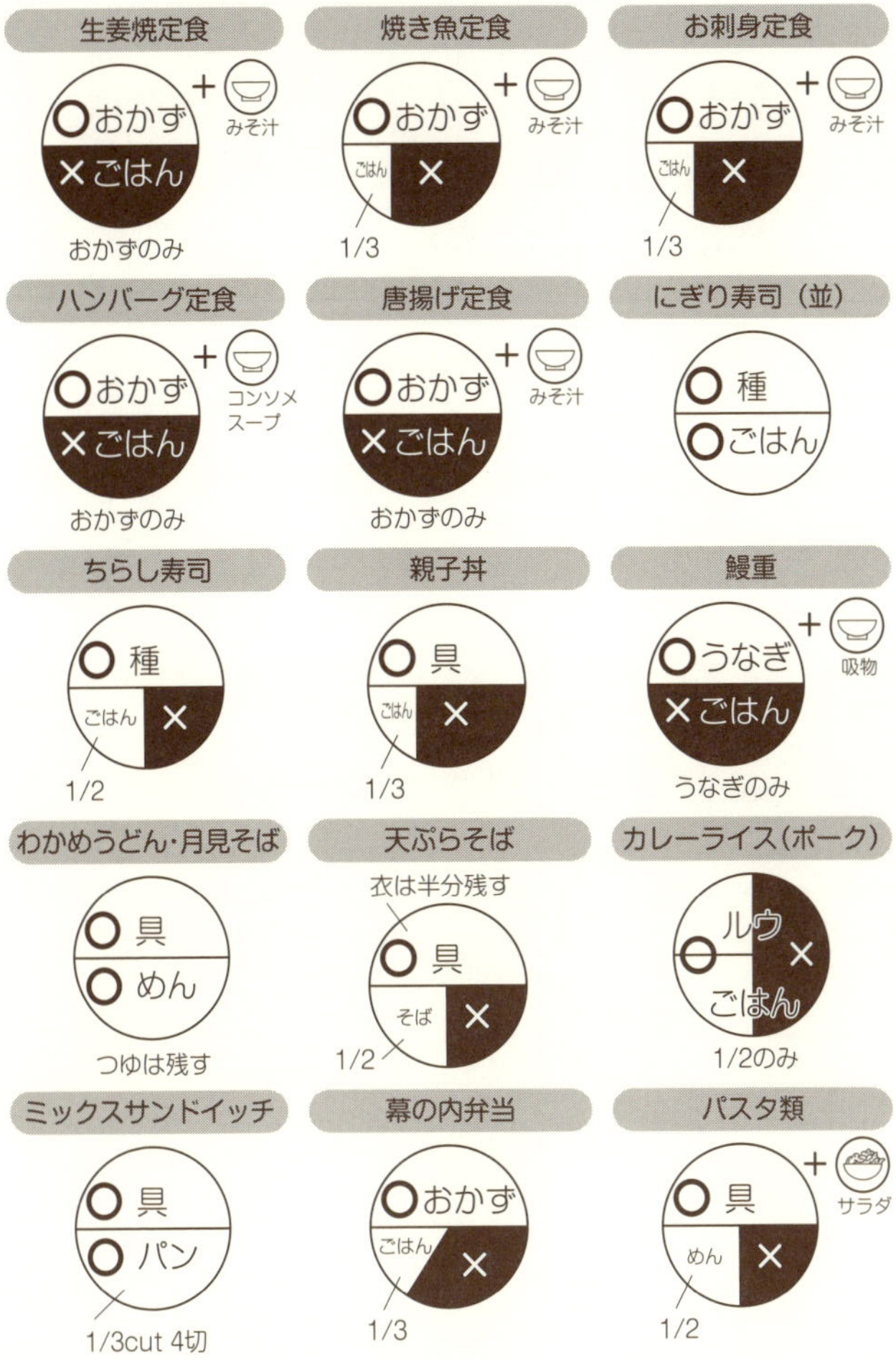

切り身魚より、小魚1匹食べるほうがいい理由

鉄の代名詞のようにいわれているほうれん草やプルーンですが、意外にも体への吸収が悪いことは、2章ですでにお話しした通りです。

ひとくちに鉄といっても2種類あります。たんぱく質と結合しているへム鉄と、結合していない非へム鉄です。

へム鉄は動物性食品に多く、赤身の肉やレバーなどに多く含まれています。一方、非へム鉄は植物性食品に多く含まれており、ほうれん草、プルーンに含まれる鉄は、非へム鉄ということになります。

では、へム鉄と非へム鉄では、どのくらい吸収率に差があるのでしょうか？　豚レバーとほうれん草で比較してみましょう。

まず、鉄分4・8gをとるには、豚レバーなら37g、ほうれん草なら130g必要です。そのうち、豚レバーは20％、ほうれん草は1・5％吸収されます。

これを見てもわかるように、ヘム鉄のほうが断然吸収率がいいのです。「鉄をとるならヘム鉄」と覚えておきましょう。

ヘム鉄が多い食べ物には、豚レバー、牛レバーといったレバー類のほか、卵、牛や豚などの赤身の肉、鰯、鯵、サンマなどの魚、アサリやシジミ、ハマグリなどの貝類があります。

なかには、「レバーは鉄が多いから食べなさい」といわれて育った方もいるかもしれませんね。

たしかに、レバーにはヘム鉄が豊富に含まれており、体にも吸収されやすいため、鉄をとるにはもってこいです。しかし、味やにおいにクセがあるため、おいしいからというより、むしろ体のために我慢して食べている方がほとんどなのではないでしょうか？

いくら体のためとはいえ、自分が苦手なもの、おいしいと思えないものを食べるのは、ちょっとつらいですよね。

そんな方にぜひおすすめしたい食べ方があります。それは、魚をまるごと1匹食べること。

頭からまるごと食べられる小魚なら、鉄はもちろん、たんぱく質やカルシウムまでとれます。まるごと食べるということは生き物の命をそのままいただくことになりますから、その分たくさんの栄養がとれるのです。

たとえば、鯛の身にはたんぱく質がたくさん含まれていますが、切り身で食べるとその部分の栄養しかとることができません。

けれども、小さな煮干しだって、1匹分のなかにはいろいろな栄養が含まれています。栄養バランスという意味では、まるごと食べられる小魚は非常にすぐれものなのです。

「魚を食べると頭がよくなる」という話を聞いたことはないでしょうか。

これには、魚に含まれる脂質が関係しています。それが、オメガ3という種類の脂肪酸です。オメガ3の代表的なものにはＤＨＡ（ドコサヘキサエン酸）、ＥＰＡ（エイコサペンタエン酸）があり、これらは鰯、鯵、サンマ、鰹やマグロといった青魚に多く含まれています。

オメガ3には知能を高める効果があるといわれているため、これらの魚を食べると頭がよくなる、というわけです。

ここで、2003年にノルウェーでおこなわれた実験をご紹介しましょう。妊娠18週〜出産3カ月後までの妊娠・授乳中に、590人の女性にタラ肝油とコーン油のいずれかを、毎日10mlとってもらうという比較実験です。

タラ肝油には、オメガ3系のDHAやEPAが多く含まれています。一方、コーン油にはリノール酸やα-リノレン酸は多く含まれていますが、DHAやEPAは含まれていません。

そうして子どもが4歳になったときにIQテストをおこない、両者を比較しました。その結果、お母さんがタラ肝油をとっていた子どものほうが、問題を解決する能力や、物事を順序だてて理解する能力などが高かったのです。この結果は、DHAやEPAに子どもの知能を高める効果があるということを意味します。

「じゃあ、妊娠中や授乳中にいい脂質をとらなかった人は手遅れなの？」と思われるかもしれませんが大丈夫。脳の3割は脂質でつくられており、その材料はつねに入れ替わっています。入れ替わる際、DHAやEPAといった〝脳にいい脂質〟があればそれが使われるのです。

反対に、〝脳によくない脂質〟であっても、脳は脂質を必要としますから使わざるをえません。〝脳にいい脂質〟は脳の機能をアップさせますが、〝脳によくない脂質〟は脳の機能を下げてしまいますから、避けることが大切です。

具体的には、サラダ油などを使った揚げ物は控えること。ポテトチップスなどのお菓子も揚げていますから、注意が必要です。また、マーガリンなどに使われているトランス脂肪酸は人工的につくられた脂肪であり、体で分解しにくいため、とらないようにしましょう。なお、トランス脂肪酸は市販されているお菓子やレトルト・インスタント食品などに使われていることが多いようです。

赤ちゃんだけでなく、お母さん自身の脳の機能をアップさせるためにも、今日から悪い脂質を避け、いい脂質をとるよう心がけてください。

近年は魚離れがすすんでいると聞きますが、お母さんの体と赤ちゃんの脳のためにも、もっと魚を食べてほしいと思います。

マタニティブルーは食べて撃退！

鉄は妊娠体質をつくるうえで欠かせないものですが、生理のある女性は慢性的に鉄欠乏の状態にあります。体には鉄を〝貯金〟するシステム（フェリチン）があり、フェリチン測定をしない限り潜在的な鉄欠乏がなかなか発見されないことは、すでに述べた通りです。

鉄欠乏のサインには、頭痛や肩こり、関節痛や立ちくらみ、めまいや耳鳴りなど、さまざまなものがあります。疲れやすかったり、階段をのぼると息切れするのも、鉄欠乏の典型的な症状です。

それらに加えて、実はメンタル面にも影響があるのをご存じでしたか？

脳の神経伝達物質がつくられる過程では鉄が必要です。このとき鉄欠乏があると、神経伝達物質がつくられず、ちょっとしたことでクヨクヨしたり、ゆううつになったりします。人によっては、寝つきや寝起きが悪かったり、夜中に目を覚ますといったこともあるようです。

この症状、どこかで聞いたことがないでしょうか？　そう、マタニティブルーです。マタニティブルーとは、妊娠中から出産後にかけて、気分がゆううつになったり落ち込みやすくなることをいいます。とくに出産後のマタニティブルーは、「産後うつ」と呼ばれ、これにはホルモンバランスの変化が影響しているといわれています。

しかし鉄欠乏でも、うつと同様の症状を示すことが多いのです。実際、うつ症状を訴えている方の血液検査をしてみると、重度の鉄欠乏に陥っていることがよくあります。しかし、十分鉄を補ってもらうようにすると、症状が改善していくことが多いのです。

このような傾向は、やはり女性に多く見られます。普段以上に鉄が必要となる妊婦さんはどうしても鉄欠乏になりがちですから、注意しましょう。

もちろん、とるならへム鉄がおすすめです。妊娠中に貧血になるとよく処方される鉄剤は非へム鉄ですから、あまり吸収がよくありません。

私（定）が妊婦さんへの栄養指導のお手伝いをさせていただいている、ある産婦人科では、ほとんどの妊婦さんに、へム鉄のサプリメントをとっていただいています。

みなさんとてもお元気で、疲れを感じることなく家事をこなしたり、産休直前までバリバリ仕事していらっしゃいます。もちろん、マタニティブルーに悩まされることもありません。

もうひとつ大切なのが、ビタミンB群。先ほど述べたように、ビタミンB群も脳の神経伝達物質の材料だからです。

とくに産後はビタミンB群の消耗が激しいため、意識してとることがマタニティブルーの予防にもつながります。

「なんだか気分が落ち込むなあ」

「何をする気にもなれない……」

こんな症状が出てきたら、それは栄養不足のサインかもしれません。食生活を見直して、鉄やビタミンB群を多めにとってみてください。

お母さんに栄養不足がなければ、赤ちゃんにもいい影響を及ぼします。とくに鉄は大切です。赤ちゃんは生後3、4カ月で体重が約2倍ほどになりますが、このとき大量の鉄が必要となります。授乳中の栄養はお母さんの食べ物からつくられますから、しっかり鉄をとってください。

35歳を過ぎたら食べて「サビ取り」しよう

これまでご紹介した食べ方は妊娠体質をつくるために効果的ですが、35歳以上の方にとくに意識していただきたいポイントがあります。それは体のサビを取ることです。

1章でもお話ししましたが、人間の体は、生きていればいるほど、酸化が進んでいきます。酸化はサビることと同じです。それは卵子も例外ではありません。

卵子は、その女性がお母さんのおなかにいるときにすでにつくられています。そのため、年齢が経過してから排卵する卵子は、その分長く酸化ストレスにさらされることになります。

これから排卵する卵子をサビから守ってあげるためには、抗酸化が欠かせません。これにも栄養が効果を発揮します。

体のなかでサビ取り効果を発揮してくれる栄養には、ビタミンC、E、α-リポ酸などがあります。これらは妊娠体質をつくる効果もありますから、積極的にとっていきましょう。

もう一つ、サビを取ってくれる栄養として重要なのが、コエンザイムQ_{10}。一時期アンチエイジングにいいと話題になりましたが、その役割は抗酸化物質であるビタミンEのサビを取ってくれることです。ビタミンE自体にもサビ取り効果がありますが、コエンザイムQ_{10}とセットでとることで、よりこのパワーを強めることができるというわけです。

コエンザイムQ_{10}は、牛肉や豚肉、レバー、モツ、鰯、マグロ、ブロッコリー、ほうれん草、クルミ、アーモンド、牛乳やチーズに含まれていますが、それほど量は多くありません。今はいろいろなサプリメントがありますので、それを使って補うほうが効率がいいと思います。

一方で、酸化を招く食習慣や生活習慣は、なるべく遠ざける必要があります。いくらがんばってサビを取っても、あとからあとからサビが出てくれば意味がありません。

酸化を招くものには、ストレスや激しい運動といった生活習慣のほか、タバコ、アルコール、糖分などの嗜好品がありますので、避けるようにしましょう。

ほんの少しのお酒・タバコでも、赤ちゃんには影響大

抗酸化のためにもぜひとも控えていただきたいアルコールですが、おなかの赤ちゃんのためにもよくありません。

「妊娠中・授乳中はお酒を控える」というのは、なかば常識となっていますので、みなさんよくご存じだと思います。

このとき問題になるのが量。「ちょっとくらいなら」「味見程度なら」とお酒を飲んでいる方がいますが、お母さんにとってはちょっとでも、体の小さい赤ちゃんには影響大。「どのくらい飲んでいいの？」と聞かれたら、私たちは「ゼロ」とお答えします。

お母さんが妊娠中にお酒を飲んでいた場合、おなかの赤ちゃんの体や脳の発育が悪くなることがわかっています。妊娠がわかる前は仕方ないですが、おなかに赤ちゃんがいることがわかったら、その日からお酒は我慢してください。

もう一つ問題なのが、タバコです。妊娠中のお母さんにやめていただきたいことは

もちろんですが、タバコの場合、まわりで吸っている方の煙も影響します。これが副流煙の問題です。副流煙には、直接吸い込む煙よりも有害な物質が多く含まれています。部屋の窓を開けて吸っているから大丈夫、換気扇の下で吸っているから問題ない、ということはないのです。

1日に吸うタバコの本数と赤ちゃんの出生体重の関係を調べたデータがあります。それによると、タバコをまったく吸わないお父さんの子に比べ、1日11本以上吸うお父さんの子のほうが、出生体重が130g も低かったのです。これは、たとえお母さん自身がタバコを吸わなくても、身近にいる人がタバコを吸っていれば、その煙の影響で赤ちゃんの低体重を招くということを意味しています。

生まれたあとも、お父さんやお母さんが喫煙していると、乳幼児突然死症候群の確率が高くなることがわかっています。

家だけでなく、会社や外出先でのタバコの煙も問題です。家族をはじめ、まわりの人にはタバコを控えてもらうようにしましょう。レストランでは禁煙席にするといったことも大切です。妊娠期間は一生のことではありません。赤ちゃんのためにも、みんなに協力してもらうようにしましょう。

コラム　パートナーの悩みはこれで解決！

男性の「妊娠力」を上げる食べ方

この本では、女性が妊娠体質をつくるために必要な栄養についてお話ししてきました。しかし実際には、不妊の原因は女性だけではありません。パートナーである男性にも原因があるケースが増えています。不妊治療にカップルで通っているという方もいるでしょう。

私たちが栄養セラピーでできることは、男性であっても変わりません。栄養状態をよくして、心身ともにととのえ、健康になること。細胞から元気になれば、男性も「妊娠（させ）体質」になることができるのです。

まず、男性にぜひとってもらいたい栄養素は「亜鉛」です。

亜鉛は非常に大切なミネラルであり、精子形成や前立腺の働き、精子の運動と活性化にもかかわっていて、別名「セックスミネラル」ともいわれています。それにもかかわらず、男性に亜鉛欠乏が多いのです。亜鉛が欠乏すると、意欲の低下や性欲の低下が起こるのも特徴です。

実際、不妊治療をしている医師が、栄養セラピーで亜鉛など必要な栄養素をとって検査結果が改善したあとの精子を見て、「別の人の精子ではないか」といいそうになったという話も聞くほどです。それくらい精子の数も増えますし、精子の運動も改善するのです。

また、亜鉛には、血糖値を下げるインスリンの分泌を調整する働きがあります。亜鉛が欠乏するとこの調整がうまくいかなくなり、インスリンの出が悪くなったり、逆に出すぎたり、出るタイミングが遅れたりします。つまり、2章で説明した「インスリン抵抗性」が出てくるというわけです。

インスリン抵抗性が増大しているときは、亜鉛も減少する傾向があるので、血糖値が高くなる食事をしないようにする必要があります。

ではここで、パートナーの男性にちょっと質問してみてください。普段、こんな食事をしていないでしょうか？

・昼食は安くて手軽なうどんやそばの単品ですませている

・ファストフードを好んでよく食べる

・残業で遅くなり、深夜に帰宅してから食事をとる
・つきあいで週に何度もお酒を飲んでいる
・お酒のつまみには脂っこいものを頼んでしまう
・飲んだあと、シメのラーメンは欠かせない

男性がうなずいていたとしたら要注意！　亜鉛欠乏にまっしぐらです。

今あげた例を見ただけでも、サラリーマンの典型的な食生活とわかるでしょう。ほとんどの働き盛りの男性は、亜鉛が足りていません。赤ちゃんがほしいと思っている女性のパートナーたちの栄養が、あきらかに足りていないのです。できれば男性にも、栄養セラピーに取り組んでいただきたいと思います。

昼食は単品ものではなく定食にしましょう。ただしとんかつ定食などは、おかずがとんかつとキャベツしかないうえに揚げ物で高カロリーなので避けて、おかずの品数が多い物を選びましょう。

お酒を飲むときは、量を控え、おつまみも意識して高たんぱくで低カロリーのものを選びます。

夜のラーメンやお茶漬けは、肥満を防ぐためにもやめる決心をしてもらいまし

ょう。炭水化物のかたまりで塩分も多く、血糖値が一気に上昇します。なおかつ夜食べるのですから脂肪も蓄積されます。寝る前の炭水化物や脂っこい食事はやめましょう。

血糖値を上げないような食べ方を続けていれば、おのずと肥満予防にもなります。肥満を防ぎ、健康にもなり、赤ちゃんもやってくる……といいことづくめなのです。

3章でも説明しましたが、亜鉛は女性にも不足しがちな栄養です。亜鉛は女性ホルモンの生成や性腺機能の維持、妊娠の維持にもかかわっています。細胞分裂や成長にも関与していますので、妊娠してからもとても大切になってきます。ぜひご夫婦で一緒にとることをおすすめします。

5章

栄養素別・妊娠体質をつくるレシピ

たんぱく質　スペイン風オムレツ

高たんぱくな卵をおいしくとれて、食べごたえも十分

■材料（2人分）

ジャガイモ……２個
ニンジン……1/2本
ピーマン……１個
タマネギ……1/2個
オリーブ油……大さじ２
卵……２個
塩……適量

■つくり方

① ジャガイモ、ニンジンの皮をむき、ジャガイモはいちょう切り、ニンジンは千切りにする。ピーマンとタマネギは小さく切る。
② ①を耐熱皿に入れ、上からオリーブ油をまぶしてふたをし、レンジで約10分加熱する。しばらくそのまま寝かせておく。
③ 溶き卵に塩を混ぜて②を加え、フォークで少しジャガイモをつぶし気味にしながらよく混ぜる。
④ よく熱したフライパンにオリーブ油（分量外）を少しだけ入れ、③を全部入れて両面を焼き上げる(中火〜弱火)。

たんぱく質　牛肉と豚肉のハンバーグ

赤身の挽き肉を選んで。同時に鉄もとれます

■材料（2人分）

合挽き肉……300g
パン粉……大さじ4
塩……小さじ1/3
ごま油……小さじ2
卵……1個
A［酒……1/4カップ
　 しょうゆ……小さじ1

■つくり方

① 卵をボウルに割り入れ、挽き肉、塩、パン粉とともによくこねる。
② ①を2等分にして小判形にする。
③ フライパンにごま油を中火で熱して、両面をこんがりと焼く。
④ Aを加え、沸騰したら火を弱め、ふたをして5分ほど蒸し焼きにする。
⑤ 器に盛り、フライパンに残ったソースをかける。

鉄 レバーのさっぱり蒸し焼き

レバーが苦手な方でも大丈夫！ ぜひ一度お試しあれ

■材料（2人分）

鶏レバー……150g
タマネギ……1/2個
塩・こしょう……少々
ニンニク……適量
鷹の爪……１本
酒……50cc

■つくり方

① 鶏レバーに塩大さじ2（材料外)をかけ、よくもみこむ。
② ①を10分ほど置き、洗う。
③ 脂肪、血あいなどをのぞき、一口大に切り、塩・こしょうをふる。
④ フライパンに、ニンニク、鷹の爪を入れ弱火で香りを出す。
⑤ 細切りにしたタマネギを入れ、色づくまで中火で炒める。
⑥ タマネギを平らにならし、レバーを並べる。
⑦ 酒を入れふたをして、蒸し焼きにする。
（冷えるまでそのままつけておくと味がなじむ）

鉄 アサリのワイン蒸し

鉄を含むアサリとニンニクの相性がバツグン

■材料（２人分）

アサリ……１パック
ニンニク……１かけ
バター……大さじ１
白ワイン……適量
万能ねぎ……適量
鷹の爪……適量

■つくり方

① フライパンにバターを入れ、みじん切りにしたニンニク・鷹の爪を入れ、弱火で炒める。
② ①に砂抜きしたアサリを入れ、さらに炒める。
③ 白ワインを回し入れ、ふたをして蒸す。アサリの殻が開いたのを確かめて火を消す。
④ 盛り付けした上に万能ねぎをのせる。

亜鉛　牡蠣《かき》のクリーム煮

亜鉛が豊富な牡蠣は、火を通しすぎないのがコツです

■材料（２人分）

牡蠣（できれば生食用のもの）……１パック
ホタテ……２個
ニンジン……中くらいのもの1/2本
タマネギ……約1/2個
ブロッコリー……３房
バター……適量
塩・こしょう……適量
クリームシチュウルウ……２かけ
牛乳……１カップ

■つくり方

① 牡蠣とホタテは塩・こしょうで下味をつけ、小麦粉（分量外）をまぶして、焼き目をつけておく。
② 野菜類を切り、ブロッコリーはかためにゆでておく。
③ タマネギとニンジンを炒め、少ししたら水（分量外）を入れてゆでる。
④ ルウと牛乳を入れ、好みの濃度に仕上がったらブロッコリー、牡蠣、ホタテを入れて火を通す。

亜鉛　アボカドとイイダコのバターしょうゆ炒め

イイダコと熟したアボカドが、しょうゆ風味とマッチ

■材料（2人分）

イイダコ……6杯
アボカド……1個
プチトマト……4個
オリーブ油……大さじ1
塩・こしょう……少々
バター……大さじ3
しょうゆ……大さじ2

■つくり方

① イイダコは下処理で墨袋を取り除き、塩でもみ洗いをしたら、沸騰したお湯で2～3分ゆでておく。
② アボカドを一口大の大きさに切る。
③ トマトはへたを取り水洗いをしておく。
④ フライパンにオリーブ油を入れ、中火でタコを炒めていく。
⑤ タコの色が変わってきたら、トマト、アボカドの順に入れ軽く炒め、塩・こしょうで味をととのえる。
⑥ 火が通りすぎないように気をつけ、バターを溶かし入れたあと、しょうゆをさっとかけて香りを出す。

ビタミンB群(葉酸)　菜の花のからし和え

菜の花は春先に出回るおすすめの葉酸源です

■材料（２人分）

菜の花……半束

のり……１枚

A［しょうゆ……大さじ１
　 カラシ……小さじ１

■つくり方

① 菜の花は食べやすい大きさにカットする。

② Aをボールに入れて混ぜ合わせる。

③ 菜の花をさっとゆでて、水気をしぼり、②のボールに入れて混ぜる。

④ のりを適当な大きさにちぎって③に入れ混ぜる。

ビタミンB群(葉酸) アボカドレモン

アボカドとパリパリの桜エビの食感がポイント

■材料（2人分）

アボカド……1個

レモン……1/2個

桜エビ(素干し)……大さじ2

オリーブ油……大さじ1

しょうゆ……小さじ1

こしょう……少々

■つくり方

① アボカドは半分に切り、種を除いて皿に盛りつける。

② ①にレモンの半量のしぼり汁とこしょうをかける。

③ 桜エビとオリーブ油を小鍋に入れて弱火にかける。

④ ③が香ばしくあがったら①にのせ、しょうゆをたらし、くし形に切ったレモンをのせる。

ビタミンA　ウナギの卵とじ

ビタミンAを含むウナギと卵のコクが食欲をそそります

■材料（2人分）

ウナギの蒲焼……1尾
卵……1個
まいたけ……1/2パック
みつば……1/2束
ウナギのたれ……大さじ2
水……大さじ2
サラダ油……小さじ1
山椒……少量

■つくり方

① ウナギは1口大に切る
② まいたけは食べやすいようにさく。
③ みつばは3～4cmに切る。
④ 卵は溶いておく。
⑤ フライパンにサラダ油をひき、ウナギを両面焼く。皮面を下にし、まいたけを加え1分ほど焼き、ウナギのたれと水を加え弱火で1～2分煮詰める。
⑥ 溶き卵を全体に流し入れ、みつばを全体に散らし、ふたをする。
⑦ 卵が好みの硬さになったら火を止め、山椒をふる。

ビタミンA　豚レバーのトースターグリル

簡単に、素早く、葉酸と鉄を含むレバーがとれます

■材料（2人分）

豚レバー（薄切り）……100g
レモン……1/4個
A ┌ 塩……小さじ1/4
　│ こしょう……適量
　│ カレー粉・山椒……各小さじ1
　└ サラダ油……小さじ2

■つくり方

① 豚レバーはさっと洗って水気をふきとる。
② ①にAをからめる。
③ オーブントースターの天板にオーブンシートをしき、②を並べて約5分焼く。
④ 皿に盛り付け、レモンをそえる。

カルシウム　アサリのチャウダー

良質なカルシウム源の牛乳をメインに取り入れて

■材料（２人分）

アサリむき身……100g

ニンジン……1/2本

タマネギ……1/2個

セロリ……1/2本

ベーコン……15g

クリームシチュウルウ……２かけ

牛乳……１カップ

塩・こしょう……適量

■つくり方

① ニンジンはラップで包み、電子レンジで１分加熱し、粗熱がとれたら輪切りにする。

② タマネギは４切りに、セロリは４cm幅に、ベーコンは３cm幅に切る。

③ 水２カップ（分量外）とアサリを鍋に入れて強火にかけ、沸騰直前でアサリを取り出す。

④ ①②を加えて弱火で５分煮て、アクをすくい、牛乳とルウを加える。

⑤ ルウが溶けたらアサリを戻し入れ、塩・こしょうで味をととのえ、器に盛り付ける。

カルシウム　煮干しの田作り風

つくりおきしてカルシウムと鉄を同時にとりましょう

■材料（２人分）

煮干し……50ｇ

A
- しょうゆ……大さじ２
- 酒……大さじ３
- 水……１カップ

■つくり方

① フライパンに煮干しを入れ３～５分炒る。

② ①にＡを加え、軽く煮詰める。

③ 煮汁が少なくなったら火を止める。

DHA、EPA　鮭のアボカドかけ

ジューシーな鮭からDHA、EPAがたっぷりとれます

■材料（２人分）

生鮭(キングサーモン)……２切

カボチャ……４切

アボカド……1/2個

トマト……1/2個

粒マスタード……小さじ２

レモンのしぼり汁……1/4個分

塩・こしょう……適量

サラダ油……小さじ１

■つくり方

① 鮭とカボチャに、塩・こしょうをふり、フライパンに油をひき、両面を中火で焼く。

② アボカドとトマトを５㎜角に切り、塩・こしょうをふる。

③ 粒マスタード、レモンのしぼり汁を加え、②と混ぜ合わせる。

④ ①を皿に盛り、③を上に乗せる。

DHA、EPA　鯖のみそ煮

みそのコクと鯖のうまみがうれしい安産の味方メニュー

■材料（2人分）

鯖(切り身)……2切
みそ……大さじ2
しょうゆ……大さじ2
酒……100ml
水……150ml
ショウガ（スライス)……1片

■つくり方

① 鯖の表面の水分と血をキッチンペーパーでそっとふきとる。
② 鍋に湯をわかし、鯖を湯に入れる。表面が白くなったら取り出し、軽く洗う。
③ 魚が重ならない大きさの鍋に酒を入れ煮立たせ、少しアルコールを飛ばしてから水を加える。
④ 鍋に鯖を重ならないように入れ、5分程度弱火で煮込み、煮汁で溶いたみそ、しょうゆ、ショウガを入れる。
⑤ 途中煮汁をかけながら弱火で15分～20分程度煮込んで、煮汁が煮詰まったら皿に盛る。

おわりに

私の二人のビタミンベビーはすっかり成長し、長女はアメリカの大学生で将来女優志望です。長男は昨年高校1年生（15歳）でアントニオ猪木会長のＩＧＦからプロレスラーデビューしました。子どもを産み育てる幸せを感じていますし、栄養療法のおかげで家族全員が健康で、お互いの夢の実現をサポートし合えることを感謝したいと思います。

ポーリング博士の弟子であり日本に分子整合栄養医学を広めた第一人者である金子雅俊先生は私たちの師匠であり、今回の出版に関しても多くのアドバイスとご指導をいただきました。心より感謝申し上げます。新宿溝口クリニックの溝口徹院長には原稿の監修を、レシピのページではスタッフの齋藤雄介さん（栄養士）にご協力をいただきました。いつも本当にありがとうございます。そして最後に、北野原先生に心からお礼を申し上げたいと思います。

私の人生を変えた栄養療法が、多くの女性の人生を変えていくことを願って、終わりの言葉にしたいと思います。

定　真理子

それは、分子整合栄養医学を診療に取り入れている、新宿溝口クリニックの溝口徹先生との再会からはじまりました。アンチエイジング関連のセミナーで栄養療法の講師をしていたのが溝口先生でした。溝口先生と私は福島県立医科大学の同級生であり友人で、約20年ぶりの再会です。講演の内容も「目からウロコ」だったのですが、セミナー終了後挨拶に伺うと定真理子さんも同席されており、栄養療法への二人の熱い思いを伝えられました。いつの間にか「私のクリニックでも同じことをさせてください」という言葉が出ていました。

今では私自身も栄養療法を実践し、栄養検診を受けてくださる方にはもちろん、ちょっとした検査をする患者さんにも栄養アドバイスをするよう心掛けています。実感するのは、ほとんどの女性が鉄・たんぱく質・ビタミンB群欠乏で、炭水化物（糖質）が過剰だったり、摂取法に問題があったりすることです。しかしそういった問題が解決されれば、体調不良やメンタル面も改善していくのです。

今回、定真理子さんからお話を受け、この本を世に出すお手伝いができたことを大変うれしく思います。この本をお読みになった方が、栄養療法を取り入れ、より健康になりますよう願っております。

北野原正高

栄養セラピー（栄養療法）に関するお問い合わせ先

新宿溝口クリニック
電話　03-3350-8988
ホームページ　http://www.shinjuku-clinic.jp

きたのはら女性クリニック
電話　022-722-2077
ホームページ　http://www.kitanohara.com

著者紹介

定真理子　新宿溝口クリニック・チーフ栄養カウンセラー。愛知県立大学、仏グルノーブル大学にてフランス語を学び、通訳、翻訳の仕事に携わる。栄養療法で自身の不妊症を克服し、二児に恵まれる。以後栄養療法カウンセラーとして活動し、35歳以上の女性約200人を妊娠・母子ともに健康な出産に導く。現在はカウンセリングのほか、講演やセミナー、雑誌などでも活躍中。

北野原正高　医学博士。日本産科婦人科学会専門医。日本抗加齢医学会専門医。福島県立医科大学卒業。2005年仙台にきたのはら女性クリニックを開設。栄養療法やアンチエイジングを取り入れた診療をおこなっている。

35歳《さい》からの栄養《えいよう》セラピー
「妊娠体質《にんしんたいしつ》」に変《か》わる食《た》べ方《かた》があった!

2010年2月10日　第1刷
2014年4月5日　第7刷

著　者　定《じょう》　真《ま》理《り》子《こ》
　　　　北《きた》野《の》原《はら》正《まさ》高《たか》
発行者　小澤源太郎

責任編集　株式会社 プライム涌光
電話　編集部　03(3203)2850

発行所　株式会社 青春出版社
東京都新宿区若松町12番1号 〒162-0056
振替番号　00190-7-98602
電話　営業部　03(3207)1916

印刷　共同印刷　　製本　大口製本

万一、落丁、乱丁がありました節は、お取りかえします。
ISBN978-4-413-03740-2 C0077

アドラー博士が教える
子どもを伸ばすほめ方
ダメにするほめ方
星 一郎
1330円

ネイティブの子供を手本にすると
英語はすぐ喋れる
速習CDブック
晴山陽一
1300円

仕事がうまくいく
「質問」の仕掛け
YESを引き出す話のきき方
大串亜由美
1333円

帝国ホテルの料理の流儀
田中健一郎
1800円

幸運を引き寄せる
12人の天使
自分がわかるエンジェル占い
ジーニー
1333円

青春出版社の四六判シリーズ

「使える英語」が一気に身につく
魔法の英語学習法
7500人の夢を叶えた「奇跡を起こす学校」NICの秘密
廣田和子
1380円

気がついたらうまくいってた!
心の法則
若林宏行
1250円

「先のばし」がなくなる仕事術
誰でもできる! 脳をその気にさせるビジネスEFTのノウハウ
武田和久
1260円

以下続刊

※上記は本体価格です。(消費税が別途加算されます)

お願い ページわりの関係からここでは一部の既刊本しか掲載してありません。折り込みの出版案内もご参考にご覧ください。